Ungewollt kinderlos – und jetzt?

Erste Hilfen, Band 13

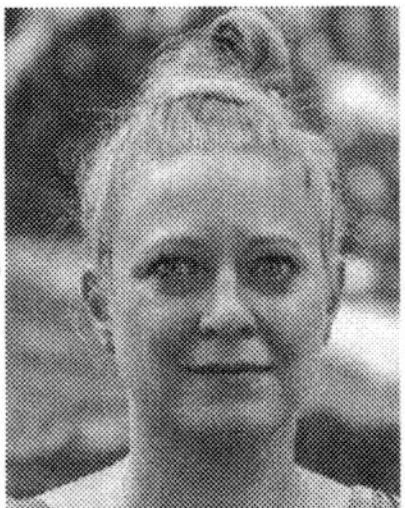

Miriam Funk, geb. 1975, ist Medizinjournalistin. Nach einer Ausbildung als Physiotherapeutin studierte sie Diplom-Übersetzen und Germanistik und absolvierte anschließend ein Volontariat in einem medizinischen Verlag. Sie arbeitet als Online-Redakteurin, Autorin und wissenschaftliche Lektorin. Ihre Leidenschaft gilt dabei den Themen Frauengesundheit und Gesundheitspolitik. Das Thema der ungewollten Kinderlosigkeit hat ihr eigenes Leben sehr geprägt und gab den Anstoß zu diesem und auch ihrem ersten im Mabuse-Verlag erschienenen Buch „Tabuthema Fehlgeburt“. Sie lebt mit ihrem Lebensgefährten, dessen Tochter und zwei Katzen im Westerwald.

www.miriamfunk.de, www.miriamfunk.de/@medizintexte

Miriam Funk

Ungewollt kinderlos – und jetzt?

Ein Ratgeber zum Umgang mit unerfülltem Kinderwunsch

Mabuse-Verlag
Frankfurt am Main

Bibliografische Information der Deutschen Nationalbibliothek
Die Deutsche Nationalbibliothek verzeichnet diese Publikation in der Deutschen Nationalbibliografie; detaillierte bibliografische Daten sind im Internet über http://dnb.dnb.de abrufbar.

Informationen zu unserem gesamten Programm, unseren AutorInnen und zum Verlag finden Sie unter: www.mabuse-verlag.de.

Wenn Sie unseren Newsletter zu aktuellen Neuerscheinungen und anderen Neuigkeiten abonnieren möchten, schicken Sie einfach eine E-Mail mit dem Vermerk „Newsletter" an: online@mabuse-verlag.de.

2. Aufl. 2023

Kasseler Str. 1 a
60486 Frankfurt am Main
Tel.: 069-70 79 96-13
Fax: 069-70 41 52
verlag@mabuse-verlag.de
www.mabuse-verlag.de
www.facebook.com/mabuseverlag

Umschlaggestaltung: Marion Ullrich, Frankfurt a. M.
Umschlagabbildung: © iStock.com/anyaberkut
Korrektorat: Simone Holz, Pisa, www.lektorat-redazione-holz.eu/
Satz und Gestaltung: Walburga Fichtner, Köln
Druck: SOL Service GmbH, Schrobenhausen
ISBN: 978-3-86321-446-3
Printed in Germany

Inhalt

Vorwort

Das Thema unerfüllter Kinderwunsch betrifft viele Menschen – viel mehr, als es auf den ersten Blick aussehen mag. Es ist eine Thematik, die viele Emotionen hervorruft, allen voran Trauer, und das bedeutet insbesondere: Abschiednehmen. Trauer und Abschiednehmen waren bereits zentrale Bestandteile meines ersten Buches *Tabuthema Fehlgeburt*. Das nun hier vorliegende Buch beschäftigt sich ebenfalls damit, wie Menschen mit dieser Situation umgehen. Ich habe Menschen befragt, die sich dem unerfüllten Kinderwunsch stellen und sich mit ihm arrangieren müssen. Denn es ist eine Situation, die man erst lernen muss zu akzeptieren. Viele Frauen und Männer sind zudem gleichzeitig von den Themen Fehlgeburt und ungewollter Kinderlosigkeit betroffen – ich bin eine von ihnen.

Menschen haben mir erzählt, wie sie mit dem Thema umgehen – für sich selbst und im Außen. Denn über ungewollte Kinderlosigkeit wird in der Öffentlichkeit kaum gesprochen, obwohl so viele Menschen betroffen sind. Nicht überall treffen sie auf Verständnis und müssen sich oft rechtfertigen, warum sie keine Kinder haben, weil sie das Thema, welches ein ganz persönliches ist, nicht ansprechen möchten. Sie müssen Bewertungen und Kommentare aushalten und zugleich mit den eigenen Gefühlen fertig werden. Außerdem müssen sie in einer Welt, die immer noch die traditionelle Familie mit Kindern für normal hält, ihren Platz neu definieren und finden. Und sie müssen neue Wege in ihrem Leben finden, da die ursprünglich eingeplanten Routen für sie gesperrt sind.

Damit komme ich zum konkreten Problem: Der unerfüllte Kinderwunsch ist keine Sache, die Menschen sich eingestehen und abhaken. Es handelt sich um eine einschneidende Problematik, die das Leben grundsätzlich beeinflusst und Wege abschneidet, die eingeplant waren. Damit müssen Menschen lernen, umzugehen. Ich habe Frauen und Männer gefragt, was ihr Weg war und wie es ihnen heute mit der Situation geht. Vielleicht kann dadurch für Betroffene die eigene Verarbeitung leichter, können neue Wege gefunden und Menschen für das Thema sensibilisiert werden.

Ich möchte mit diesem Buch Betroffenen zeigen, dass sie mit ihrer Situation nicht alleine sind und dass es viele Wege gibt, die Situation schlussendlich zu meistern. Den eigenen Weg muss jeder für sich finden. Aber es kann helfen zu sehen, was möglich ist, wie die Situation betrachtet und bewältigt werden kann und dass wir auch darüber reden können. Gleichzeitig möchte ich Menschen Hilfen an die Hand geben, wie sie sensibel mit Menschen in ihrem Umfeld umgehen können, die darunter leiden, keine Kinder zu haben. Wir müssen reden. Denn Kommunikation schafft meines Erachtens Verständnis. Und Verständnis und Empathie helfen in schweren Situationen wie einer solchen, einen Weg hinaus zu finden und den Blick nach vorne richten zu können.

1 Was ist unerfüllter Kinderwunsch und wen betrifft er?

Unerfüllter Kinderwunsch ist ein Zustand, in dem sich Menschen aus verschiedenen Gründen befinden. Die Zahl der ungewollt Kinderlosen in Deutschland steigt. Genaue Zahlen sind schwer zu ermitteln. Aktuell sind schätzungsweise 1,5 bis 2 Millionen Menschen in Deutschland – die Dunkelziffer dürfte höher sein – von unerfülltem Kinderwunsch betroffen. Das bedeutet, dass inzwischen jedes 8. bis 10. Paar in Deutschland dauerhaft ungewollt kinderlos ist – Tendenz steigend. Hinzu kommen Menschen, die sich in keiner Partnerschaft befinden und gar nicht in die Zählungen eingehen. Statistiken besagen, dass jede 5. Frau in Deutschland kinderlos ist – dabei bleibt allerdings offen, wie viele davon gar keine Kinder möchten.

Das Problem der ungewollten Kinderlosigkeit ist vielfältig und vielschichtig. Es gibt Paare, die gerne ein Kind hätten, aber trotz aller Versuche und Hilfen der Reproduktionsmedizin keins bekommen können. Oft haben sie einen jahrelangen Leidensweg hinter sich, der mit vielen körperlichen Strapazen und emotionalen Achterbahnfahrten einherging. Medizinisch gesehen handelt es sich bei heterosexuellen Paaren um Sterilität bei mindestens einem der Partner. Sterilität ist eine Diagnose, also auch eine Erkrankung. Viele dieser Paare haben auch die Hilfe der Reproduktionsmedizin in Anspruch genommen – ohne Erfolg. Auch homosexuelle Frauenpaare haben häufig einen langen Leidensweg hinter sich. Sie versuchen es oft ebenfalls mit künstlicher Befruchtung und Spendersamen aus dem Ausland. Ebenso gibt es viele Singles mit Kinderwunsch, deren Lebensplanung eigentlich ganz anders aussah, es gibt homosexuelle Männer, die darunter leiden, nie eigene Kinder haben zu können, für die Leihmutterschaft oder Adoption jedoch keine Option ist oder nicht funktioniert hat. Manchen

Menschen verbaut eine schwere Erkrankung den Weg zu einem Kind. Und es gibt Partnerschaften, in denen ein Partner den Kinderwunsch dem anderen Partner zuliebe „aufgibt" – aber dennoch darunter leidet, weil er oder sie gerne ein Kind gehabt hätte. Der Wunsch lässt sich schließlich nicht einfach so abstellen. Die Konstellationen sind also vielfältig und sehr unterschiedlich.

Sucht man im Internet Informationen zum unerfüllten Kinderwunsch, so könnte man schnell den Eindruck gewinnen, dass dies nur ein „vorübergehendes" Problem sei. Da kann man doch was machen, oder? Denn auf den meisten Seiten, die sich zum Thema finden, wird automatisch auf die Unterpunkte Reproduktionsmedizin, Adoption, Eizell- oder sogar Embryonenspende verwiesen – unendliche Möglichkeiten also? Dabei sind wir direkt beim Punkt: Einen dauerhaft unerfüllten Kinderwunsch, mit dem sich Menschen abfinden müssen, gibt es in der öffentlichen Wahrnehmung kaum. Denn es gibt schließlich heutzutage genug Alternativen, zum Wunschkind zu kommen. Oder etwa nicht?

Betroffene könnten so den Eindruck gewinnen, dass sie es nur nicht intensiv genug angestrengt haben, sich zu wenig bemüht oder eine Option ausgelassen haben. Leider wird dabei außer Acht gelassen, dass nicht jeder Weg für jeden Menschen der richtige ist oder aus verschiedenen Gründen nicht infrage kommt. So möchte ein Paar, das bereits mehrere Fehlgeburten durchgemacht hat, vielleicht nicht auch noch die physischen und psychischen Strapazen einer künstlichen Befruchtung auf sich nehmen, die im Übrigen auch kein Kind garantiert, auch wenn dieser Eindruck – besonders von den Reproduktionskliniken – häufig erweckt wird. Eine alleinstehende Frau, die einen starken Kinderwunsch hat, für die aber alleinstehend Mutter werden – unabhängig ob durch Samenspende oder andere Möglichkeiten – keine Option ist, fragt sich, ob sie ihre Ansprüche runterschrauben muss, um einen geeigneten Partner finden. Für homosexuelle Männer kommt vielleicht nicht automatisch eine Leihmutterschaft infrage. Werden die vielfältigen Möglichkeiten nicht ausgeschöpft, kann es mit dem Kinderwunsch schließlich nicht so weit her sein. Es wird fälschlicherweise der

Eindruck vermittelt, dass heute jeder, der ein Kind möchte, auch eins haben kann. Somit existiert das Problem der ungewollten Kinderlosigkeit in der Wahrnehmung vieler Menschen gar nicht oder ist ein Stück weit selbst „verschuldet".

Mit dem Blick auf die vielfältigen Möglichkeiten, warum es dazu kommt, dass Menschen kein Kind haben, obwohl sie sich eins gewünscht hätten, wird klar, dass sich das Thema überall in der Gesellschaft befindet. Selbst wenn wir davon ausgehen, dass „nur" jedes 10. Paar ungewollt kinderlos ist, dann kennt auch jeder jemanden in seinem Umfeld, den dieses Thema betrifft. Also ist eigentlich niemand damit allein und könnte theoretisch Gesprächspartner zum Thema in seinem Umfeld finden.

Ich habe mit vielen ungewollt kinderlosen Frauen über das Thema gesprochen, was sie bewegt, wie sie mit unterschiedlichen Situationen umgehen, was sie fühlen und ob und wie sie Unterstützung fanden. Schlussendlich habe ich eine Umfrage auf meinem Blog gestartet, an der 75 Menschen teilgenommen haben. Davon waren 2 Männer und 73 Frauen. Ihre Antworten sind in dieses Buch eingeflossen. Studien deuten darauf hin, dass Frauen stärker unter ungewollter Kinderlosigkeit leiden als Männer und in der Folge häufiger an Depressionen erkranken. Das ist möglicherweise eine Erklärung dafür, warum nur 2 Männer an der Umfrage teilgenommen haben. Auch in Gesprächen zeigten die Männer sich oft nicht so sehr vom unerfüllten Kinderwunsch beeinträchtigt wie Frauen. Was natürlich nicht automatisch bedeutet, dass sie auch weniger darunter leiden. Oft verwiesen sie auf ihre Partnerin, die mehr darunter leide, und darauf, dass sie sich als dafür zuständig fühlten. Eine Ausnahme bildeten in den Gesprächen homosexuelle Männer, die angaben, oft ebenfalls sehr darunter zu leiden, keine Kinder haben zu können.

Eine sozialwissenschaftliche Untersuchung des Bundesministeriums für Familie, Senioren, Frauen und Jugend aus dem Jahr 2015 lieferte erstmals Daten und Fakten zur Situation von kinderlosen Frauen und Männern aus den unterschiedlichen Milieus sowie zur Bedeutung und den Folgen der Kinderlosigkeit unter den besonderen Aspekten

Geschlecht, Alter, Lebensphase, Lebenslauf, Werteorientierung, Lebensstile, Partnerschaft und sozialem Umfeld. In dieser Untersuchung haben sich 15 Prozent der Frauen und 9 Prozent der Männer früher sehr stark ein Kind gewünscht, möchten aber inzwischen keines mehr. Der Grund dafür ist in den meisten Fällen erstaunlicherweise Selbstschutz, um sich nicht länger dem Wechselbad von Hoffnung und Enttäuschung auszusetzen und sich zu zermürben. Diese Menschen haben keine Kraft und keinen Mut mehr und sie haben sich deshalb vom Kinderwunsch gelöst, der für sie nur noch Negatives bedeutet und sie Kraft gekostet hat. Die Ablösung ist zwar sehr schmerzhaft, aber eine selbstbestimmte, klare Entscheidung, die neue Perspektiven schafft, die zudem sehr positiv sind. Zum Aushalten der latent oft weiter bestehenden emotionalen Achterbahnfahrten (eigentlich noch ein Kind zu wollen, sich aber rational dagegen entschieden zu haben), haben einige Frauen und Männer die Strategie, sich ihre Entscheidung immer wieder zu bestätigen, indem sie sich überzeugende Argumente ins Gedächtnis rufen. Bei einigen Frauen und Männern kam ein weiteres Motiv hinzu: Ihre Partnerschaft ist nicht mehr so stabil und harmonisch wie früher: Sie denken über Trennung nach, können und wollen mit dieser Partnerin/diesem Partner kein gemeinsames Kind mehr. Andere waren in der Trennungsphase oder schon geschieden, waren wieder Single oder hatten eine neue Partnerin/einen neuen Partner, mit der/dem sie sich aber derzeit kein Kind vorstellen konnten.

Diagnose: Unfruchtbarkeit

Unfruchtbarkeit (Sterilität) ist eine medizinische Diagnose, die gestellt wird, wenn nach regelmäßigem, ungeschütztem Geschlechtsverkehr nach ein bis zwei Jahren keine Schwangerschaft eingetreten ist. Dabei werden die primäre und die sekundäre Sterilität unterschieden. Bei einer primären Sterilität ist es noch nie zu einer Schwangerschaft gekommen, bei der sekundären Sterilität hingegen gab es bereits mindestens eine vorangegangene Schwangerschaft. Dann sprechen Mediziner auch von Infertilität. Darunter werden auch Frauen gezählt, die beispielsweise eine oder mehrere Fehl- oder Totgeburten erlitten, aber noch kein lebendes Kind geboren haben. Bei Unfruchtbarkeit erfolgt in der Regel eine spezielle Diagnostik, um die Ursachen dafür herauszufinden. In etwa 45 Prozent der Fälle ist die Ursache organisch bei der Frau zu finden, in zirka 40 Prozent beim Mann und immerhin etwa 15 Prozent der Fälle von Unfruchtbarkeit bleiben hinsichtlich der Ursache ungeklärt.

Häufige Ursachen der Unfruchtbarkeit bei Frauen sind funktionelle oder organische Ursachen, wie ein Eileiterverschluss oder Störungen der Eierstockfunktion, Fehlbildungen der Gebärmutter sowie Fehlbildungen oder Störungen des Muttermundes und der Vagina. Außerdem kommen häufig hormonelle Störungen beispielsweise durch Schilddrüsenerkrankungen vor. Bei Männern sind die häufigsten Ursachen Probleme bei der Bildung von Spermien, hormonelle Störungen oder Erkrankungen der Samenleiter. Bei Männern und Frauen können im weitesten Sinne auch sexuelle Funktionsstörungen vorliegen.

Die Diagnose Unfruchtbarkeit verdeutlicht schon, dass es sich um eine Erkrankung handelt, die medizinisch teilweise behandelt werden kann. Die Kosten für die Diagnostik werden dann auch von den Krankenkassen übernommen. Bei vielen Diagnosen kommt im Anschluss daran dann nur die Reproduktionsmedizin als Behandlung infrage.

Das bezieht sich allerdings nur auf Menschen, die in einer heterosexuellen Partnerschaft leben und den Kinderwunsch aktiv verfolgen. Viele andere Gründe für Kinderlosigkeit, wie beispielsweise keinen Partner zu haben oder Homosexualität, sind wie bereits beschrieben nicht unter der medizinischen Diagnose Unfruchtbarkeit einzuordnen.

In meiner Umfrage haben 69 Personen die Frage beantwortet, ob medizinische Gründe für die Kinderlosigkeit bekannt sind. 31 von ihnen (45 Prozent) haben angegeben, dass keine Ursache gefunden oder nicht gesucht wurde. Darunter zählen allerdings vermutlich auch die Menschen, die andere Gründe, wie nicht den passenden Partner zu finden, haben. 29 Menschen (42 Prozent) haben angegeben, dass die Ursache für die ungewollte Kinderlosigkeit bekannt ist. Immerhin

9 Befragte (13 Prozent) gaben an, dass sie sich nicht sicher über die Ursachen sind.

Die meisten Menschen mit Kinderwunsch haben diesen sehr lange verfolgt, bis sie ihn als beendet sehen oder bis die Natur ein Ende gesetzt hat. 56 Menschen haben mir die Frage danach, wie lange der Kinderwunsch aktiv verfolgt wurde, beantwortet. Es wurden Zeiträume von bis zu 30 Jahren genannt. Durchschnittlich verfolgten die Befragten den Kinderwunsch 7 Jahre lang aktiv, also mindestens ohne Verhütung und mit regelmäßigem Geschlechtsverkehr, viele von ihnen aber auch mit jahrelangen Behandlungen und Versuchen der künstlichen Befruchtung.

Obwohl diese Menschen den Kinderwunsch als mehr oder weniger abgeschlossen betrachten, habe ich danach gefragt, ob sie trotz aller bekannten Ursachen und Lebenssituationen die Hoffnung auf ein Kind je ganz aufgegeben haben. Erstaunlicherweise gaben 40 Prozent an, insgeheim immer die Hoffnung zu haben, dass es noch klappen könnte, obwohl es abwegig sei. Im Gegensatz dazu haben nur 29 Prozent angegeben, dass sie den Kinderwunsch wirklich für sich abgeschlossen haben. 31 Prozent hoffen nach wie vor auf ein Kind.

Eine Frau im Alter von 45 Jahren schrieb mir Folgendes:

> *„Ich habe keinem Menschen gegenüber bislang geäußert, dass ich den Kinderwunsch nicht weiterverfolge, denn solange ich regelmäßig menstruiere, erlaubt sich die Mutter in mir immer noch ein bisschen an ein Wunder zu glauben.“*

Diese Zahlen und die beispielhafte Aussage einer befragten Frau verdeutlichen, wie viel Raum der unerfüllte Kinderwunsch auch zeitlich im Leben von Betroffenen einnimmt und wie schwer es offenbar ist, sich damit zu arrangieren und es abschließend zu akzeptieren.

Hinweis: Unter die Diagnose Infertilität fallen auch Menschen, die bereits ein Kind oder mehrere Kinder haben und deren Wunsch nach einem weiteren Kind sich nicht erfüllt. Auch diese Menschen leiden häufig sehr unter ihrer Situation. In diesem Buch spreche ich jedoch ausschließlich über Menschen, die dauerhaft kinderlos sind, obwohl sie sich mindestens ein Kind gewünscht hätten. Die Gefühlswelten haben zwar viele Gemeinsamkeiten, aber eben auch große Unterschiede, sodass ich dies nicht gleichsetzen konnte und wollte. Dennoch können sich betroffene Menschen, die bereits ein Kind haben, selbstverständlich in Teilen dieses Buchs wiederfinden und das Thema ebenso für sich bearbeiten.

2 Warum ist das Leid in Bezug auf ungewollte Kinderlosigkeit so groß?

Sterilität und Infertilität sind medizinische Diagnosen, anerkannte Erkrankungen, bei denen die Krankenkassen Behandlungen der Fertilitätsmedizin bezahlen. Dass es unter Erkrankungen eingeordnet wird, verdeutlicht, dass auch wie bei anderen Krankheiten ein hoher Leidensdruck damit einhergehen kann und die Krankheit bewältigt werden muss. Das geht leider nicht immer, indem sich doch noch irgendein Weg findet, zu einem Kind zu kommen, sondern bedeutet eben auch, Wege zur Bewältigung der Situation zu finden. Dies gilt auch dann, wenn andere Gründe als medizinische vorliegen und klar wird, dass das eigene Leben kinderlos bleiben wird.

Die meisten Menschen haben einen klaren Lebensentwurf, in dem auch die Gründung einer Familie vorkommt. Als Familie gesellschaftlich angesehen sind Paare mit Kindern – sie dürfen inzwischen auch gleichgeschlechtlich sein, aber Kinder sind in der Regel der Indikator dafür, dass es sich um eine Familie handelt. Es heißt ja auch „Familiengründung" – zwei Menschen alleine scheinen also in der öffentlichen Wahrnehmung noch keine Familie zu sein. Treffen Menschen aufeinander und es kommt zum Smalltalk, ist eines der beliebtesten Themen die Familie. „Hast du Kinder?" ist eine häufig gestellte Frage, auch wenn sie sich so gar nicht zum Smalltalk eignet, wie sich später im Buch noch zeigen wird.

Die Diagnose einer Sterilität stellt für Betroffene den Verlust eines Lebensplanes und eines erwünschten Lebensziels dar. Dieser Verlust kann unterschiedliche Gefühle wie Trauer, Hilflosigkeit, Wut, Neid sowie Gefühle von Minderwertigkeit und Ausgeschlossensein auslösen. Das Nichteinstellen einer Schwangerschaft wird oft als Kränkung in Bezug auf die Weiblichkeit beziehungsweise Männlichkeit erlebt, gerade wenn Betroffene die Geschlechterrollen unterbewusst sehr stark an die Reproduktionsfähigkeit verknüpft haben. Psychische Folgen des unerfüllten Kinderwunschs können Einschränkungen in Bezug auf das Selbstwertgefühl, die emotionale Situation wie auch die Lebenszufriedenheit im Allgemeinen sein. Außerdem kann es starke Auswirkungen auf die Partnerschaft sowie andere soziale Kontakte und Beziehungen haben. Es kann dazu kommen, dass Betroffene unter dem Gefühl, nicht verstanden und stigmatisiert zu werden, leiden. Für Menschen, die aus anderen gesundheitlichen Gründen, wie einer früheren Krebserkrankung, keine Kinder haben können, geht das Thema oft mit einem doppelten Leidensdruck einher, denn sie müssen sich sowohl mit der Erkrankung als auch mit der unfreiwilligen Kinderlosigkeit auseinandersetzen. Da eine schwere Erkrankung ebenfalls oft mit depressiven Phasen einhergeht, ist die Belastung für Betroffene hier besonders hoch. Viele Langzeitüberlebende nach einer Krebserkrankung berichten davon, dass die Kinderlosigkeit sie am allermeisten als Folge der Erkrankung schmerzt.

Kinder zu haben ist für die meisten Menschen elementar in ihrer Lebensplanung, auch wenn diese ansonsten sehr unterschiedlich sein kann. Offenbar hat die Natur in viele von uns Menschen diese Sehnsucht nach einem Kind gepflanzt, die bei den Menschen unterschiedlich stark ausgeprägt sein kann.

Wir können alles haben – aber was, wenn nicht?

Aufgrund der vielen Möglichkeiten, die heute verfügbar scheinen, scheint auch ungewollte Kinderlosigkeit im ersten Moment kein Thema zu sein. Ist es aber doch. Denn auch wenn die Reproduktionsmedizin inzwischen vieles ermöglicht, so kann sie doch noch lange nicht allen ungewollt kinderlosen Paaren zu einem Kind verhelfen. Außerdem muss auch berücksichtigt werden, dass nicht jeder diesen Weg gehen möchte und er aus verschiedenen Gründen nicht infrage kommen kann.

In unserer Gesellschaft ist es selbstverständlich, dass wir Dinge erreichen und haben können. Oft steckt dahinter der Gedanke, dies durch Leistung erreichen zu können, wenn wir uns nur genug anstrengen. Da stoßen wir allerdings beim Thema Kinderwunsch an unsere Grenzen. Denn dies ist nicht mit Leistung zu erreichen. Viele Menschen, die versuchen, sich ihren Kinderwunsch zu erfüllen, glauben zunächst, dass sie einfach zur richtigen Zeit Sex haben müssen und dann wird sich eine gesunde Schwangerschaft einstellen. Wenn dies nach der Zeit von ein bis zwei Jahren nicht der Fall ist, ist inzwischen auch für viele Menschen selbstverständlich, dass man sich Unterstützung suchen kann. Es herrscht die Vorstellung, dass man dann zum Arzt geht und der verhilft einem schon zu einem Kind. Kinderwunschkliniken haben in den letzten Jahren enormen Zulauf. Die Zahl der künstlich gezeugten Kinder nimmt jährlich zu.

Kinderwunschkliniken erhöhen nur theoretisch die Chancen

Aber worüber sehr wenig gesprochen wird, ist, dass auch in Kinderwunschkliniken die Chancen für eine Befruchtung nicht höher stehen als in natürlichen Zyklen. Liegt die Chance auf eine Schwangerschaft in einem natürlichen Zyklus mit Sex während der fruchtbaren Tage bei etwa 20 bis 30 Prozent, so liegt die Chance, dass eine Schwangerschaft nach einer künstlichen Befruchtung wie IVF oder ICSI eintritt, pro Zyklus bei nur 15 bis 25 Prozent. Besonders das Alter der Mutter spielt hinsichtlich der Erfolgsaussichten der Kinderwunschbehandlung eine große Rolle: Statistisch gesehen liegen die Chancen einer 32-Jährigen, per IVF schwanger zu werden, bei knapp 43 Prozent. Eine 42-jährige Frau hat hingegen nur noch eine etwa 18-prozentige Chance auf eine Schwangerschaft per IVF. Dabei muss beachtet werden, dass eine Schwangerschaft noch nicht bedeutet, dass auch ein lebendes Kind geboren wird. Die Baby-take-home-Rate, also die Zahl der lebend geborenen Babys nach einer künstlichen Befruchtung, liegt pro Embryonentransfer bei 23,5 Prozent – auch wenn manche Kliniken gerne etwas anderes behaupten. Auch nach mehreren Versuchen verlassen 20 bis 40 Prozent der Paare die Kinderwunschklinik ohne Kind. Natürlich ist die Reproduktionsmedizin für Paare, bei denen gute Gründe vorliegen, warum es zu keiner Schwangerschaft kommt – beispielsweise wenn der Mann definitiv unfruchtbar ist, weil keine Spermien vorhanden sind –, eine großartige Chance, dennoch Eltern zu werden. Aber die Chancen liegen eben nicht wie oft vermutet bei 100 Prozent. Zusätzlich sind die Kliniken inzwischen auch voll von Paaren, die Hilfe und Unterstützung suchen, obwohl medizinische Gründe für den unerfüllten Kinderwunsch nicht zu finden sind.

Viele Paare denken dadurch, dass sie etwas falsch machen. Wenn sie sich nur genug entspannen, ein Haustier zulegen, mal in den Urlaub fahren ... dann wird es ganz bestimmt klappen. Hat es bei den anderen um sie rum ja schließlich auch! Es hat sich inzwischen ein riesiger Markt von angebotenen Methoden entwickelt, die teilweise zweifelhafte Unterstützung bieten und oft zu Unrecht Hoffnung auf ein Kind machen. Denn der elementarste aller Wünsche möchte erfüllt werden. Für viele Menschen ist es kaum auszuhalten, dass sie dies nicht mit aller Anstrengung erreichen können. Es entstehen Scham- und Schuldgefühle, die natürlich völlig unberechtigt, aber dennoch vorhanden sind. Nur sehr wenige Menschen scheinen sich damit abfinden zu können, wenn sich der Kinderwunsch nicht erfüllt. Die meisten macht dieses Gefühl der Ohnmacht zumindest für eine Weile nahezu verrückt. Denn der Lebensplan war doch ein komplett anderer.

Laut verschiedener Untersuchungen zeigen 40 bis 50 Prozent der Frauen und Männer, die nach einer erfolglosen Kinderwunschbehandlung untersucht worden sind, Anzeichen einer leichten Depression. Frauen sind in der Hinsicht offenbar stärker gefährdet. Allerdings waren die Frauen in den Untersuchungen vor depressiven Symptomen stärker geschützt, wenn sie sich bereits vor der Behandlung soziale Unterstützung gesucht hatten, die Möglichkeit der Erfolglosigkeit im Vorfeld einplanten und die damit einhergehenden emotionalen Belastungen wahrnahmen und nicht verdrängten. Paare konnten auf lange Sicht besser mit einer erfolglosen Behandlung umgehen, wenn sie Strategien zur Bewältigung hatten und sich gemeinsam mit ihrem unerfüllten Kinderwunsch auseinandersetzen konnten.

Warum bekommen Menschen Kinder?

Zur Erklärung, warum uns der unerfüllte Kinderwunsch überhaupt so umtreibt, ist es sinnvoll zu überlegen, warum sich Menschen überhaupt Kinder wünschen. Das ist ein relativ neues Thema, mit dem sich Menschen beschäftigen. Denn früher gab es zum einen keine ausreichenden Methoden der Verhütung und zum anderen waren die Kinder für die Familie auch eine Art Unterstützung und Altersvorsorge. Zudem war die Kindersterblichkeit sehr hoch und die Anzahl der Kinder erhöhte die Chancen, dauerhaft Kinder in der Familie zu haben.

Dass Menschen einen Kinderwunsch haben oder entwickeln, ist nur teilweise in der Biologie, also dem Bedürfnis nach Fortpflanzung, begründet. Häufig stecken ganz andere, tiefere Bedürfnisse dahinter, denn psychologische und soziale Faktoren beeinflussen den Kinderwunsch ebenso wie biologische. Es ist nämlich heute eben nicht mehr nur ein natürlicher Wunsch, sondern eine bewusste Entscheidung, die auch durch unbewusste Faktoren getroffen wird. Es gibt den Wunsch, schwanger zu sein, ein Kind zu haben und Mutter oder Vater zu sein, bei Frauen und Männern. Manchmal fehlt ihnen aber auch etwas anderes, das durch ein Kind kompensiert oder ersetzt werden soll. So wünschen sich viele Menschen beispielsweise eine intakte eigene Familie, da sie selbst nicht in einer intakten Familie aufgewachsen sind. Für andere ist der Wunsch nach einem Kind mit dem Wunsch nach Status und Anerkennung und Aufmerksamkeit verbunden, denn Schwangere und Familien bekommen davon sehr viel. In diesen Wünschen kommt allerdings das Kind selbst gar nicht vor, sondern die Person wünscht sich das eigentlich für sich selbst. Es ist also häufig zumindest teilweise ein egoistischer Wunsch nach Selbstverwirklichung. Um einen für sich selbst guten Umgang mit einem unerfüllten Kinderwunsch zu bekommen, lohnt es sich deshalb, die eigenen Motive für den Kinderwunsch und auch die eigenen Rollenvorstellungen mal genauer zu betrachten und sich gegebenenfalls davon zu lösen.

Alle bekommen Kinder, nur ich nicht

Wenn sich der eigene Wunsch nach einem Kind nicht erfüllt, ist es für viele Menschen umso schwerer auszuhalten, wenn der Familien- und Freundeskreis sich langsam erweitert, weil aus Paaren oder auch Alleinstehenden Eltern werden. Für die meisten scheint es dann so selbstverständlich, Kinder zu haben, erst recht, weil auch die Fragen nach dem Gründen der eigenen Familie immer mal wieder auftauchen. Für viele Singles ist dies sehr schwierig, denn es fühlt sich für sie oft an, als versagten sie, weil sie keinen geeigneten Partner finden. Viele sind schon von der Frage nach einem neuen Partner genervt, denn dahinter verbergen sich ja oft die Erwartungen der anderen an sie. Menschen, die in einer Partnerschaft leben oder verheiratet sind, werden dann oft indiskret nach ihren eigenen Plänen zur Familiengründung befragt beziehungsweise auch oft lapidar gefragt, wann es denn bei ihnen so weit sei.

Wenn in der eigenen Herkunftsfamilie Kinder hinzukommen, beispielsweise durch die Geschwister, die Eltern werden, kann es für Kinderlose schwierig werden. Manche Menschen haben das Gefühl, den eigenen Platz in der Familie dann einzubüßen, wenn sie selbst kein Kind haben. Es dreht sich oft alles um die vorhandenen Kinder und Betroffene sehen schmerzlich dabei zu, wenn der Opa, den sie selbst vielleicht gerne zum Opa gemacht hätten, sich an Weihnachten nur an den strahlenden Kinderaugen erfreut. Viele Paare fühlen sich innerhalb der eigenen Familie ein Stück weit zurückgesetzt. Ein von mir befragter Mann sagte:

> *„Man muss sich innerhalb der Familie behaupten und selbst aktiv werden. Denn Besuch aus der Familie bekommt nur meine Schwester, die Kinder hat. Da haben alle einen Grund hinzufahren. Zu uns kommt niemand aus eigenem Antrieb.“*

Interessanterweise haben auch einige Betroffene geäußert, dass sie das Gefühl haben, im Gegensatz zu ihren Geschwistern nie erwachsen geworden zu sein. Das Erwachsenwerden definiert sich scheinbar auch darüber, selbst Eltern zu werden. Möglicherweise ist diese Zeit eine Chance, den eigenen Platz in der eigenen Familie zu überdenken und das Verhältnis neu einzuordnen oder zu verändern.

Selbst wenn diese Phase gut überstanden wurde, bleibt das Thema bestehen. Denn irgendwann sind die Kinder der Freunde und Bekannte zwar erwachsen, aber das Thema ist nicht vorbei. Irgendwann werden die Kinder der anderen wieder Kinder haben und die Freunde und Bekannte werden zu Großeltern. Spätestens dann werden alte Wunden wieder aufgerissen. Denn auch diese Phase werden Kinderlose nicht miterleben. Umso wichtiger ist es, Frieden zu finden, die eigene Situation zu akzeptieren und einen guten Umgang mit dem Thema zu finden.

Egal, wo wir uns bewegen, zum normalen Bild gehören Familien dazu. Überall sind sie zu sehen und zu treffen. Wenn der eigene Wunsch nach einem Kind sich nicht erfüllen lässt, fällt uns dies umso mehr auf. Es ist wie mit einem roten Auto, das man kaufen möchte: Erst dann fällt einem auf, wie viele rote Autos überhaupt herumfahren, denn sie sind plötzlich überall. So ähnlich ist das mit Kindern und Familien, wenn sich der Wunsch nicht erfüllen lässt. Das kann Betroffenen schmerzlich bewusst machen, was sie nicht haben, obwohl sie es so gerne hätten. Immer wieder bekommen sie ihren eigenen unerfüllten Wunsch vor Augen geführt. In der Regel verschiebt sich bei Menschen mit Kinderwunsch der Blick auch so, dass das ganze immer sehr positiv wirkt, was es realistisch betrachtet durchaus nicht ist. Wir sehen glückliche, harmonische Familien mit zuckersüßen Kindern – ob das den Tatsachen entspricht oder nicht. Denn wir wollen es sehen und idealisieren es, weil es unser Traum ist.

Für Menschen, die ungewollt kinderlos sind, kann die ständige Konfrontation mit Familien dazu führen, dass sie sich ausgeschlossen fühlen und für eine Weile zurückziehen.

Trauer über etwas, was nie da war

Oft wird nicht verstanden, warum der Schmerz bei ungewollter Kinderlosigkeit so groß ist. Das ist vermutlich auch schwer zu verstehen, wenn die Situation nicht die eigene ist, wie bei vielen anderen Situationen auch. Ich weiß noch, dass ich, bevor ich mir selbst ein Kind gewünscht habe, ganz selbstverständlich dachte, dass wenn es bei uns nicht klappen sollte, es dann eben so sei und ich dann ganz bestimmt nicht traurig sein würde, sondern mein Leben einfach umgestalten und weiterhin genießen würde, nur halt anders. Heute muss ich über meine Naivität von damals lachen. Denn mir war nicht klar, wie sehr dieser Wunsch von einem Menschen und auch von mir Besitz ergreifen kann. Dass dieser Wunsch phasenweise das ganze Dasein bestimmt und den Kopf an kaum etwas anderes mehr denken lässt. Dahinter liegen ganz sicher auch bestimmte alte Muster und Werte, die wir verinnerlicht haben. Aber es scheint auch ein sehr tief sitzender, archetypischer Wunsch zu sein, der bei vielen Menschen auftaucht und sich nicht einfach beiseiteschieben lässt, wenn der Erfüllung eben etwas im Wege steht.

Trauer ist der Schmerz über den Verlust von etwas Wichtigem, das in unserem Leben einen besonderen Stellenwert eingenommen hat. Der Kinderwunsch nimmt manchmal Jahre im Leben von Menschen in Anspruch, wo er im Mittelpunkt steht und sich fast alles darum dreht. Die Trauer über das Kind, das nie geboren wurde, kann sehr schlimm sein und gehört an den Anfang des Verarbeitungsprozesses. Zu der Trauer gehört der Verlust all dessen, was ein Kind für uns bedeutet hätte: der Wunsch, schwanger zu sein, eine Geburt zu erleben, ein Kind zu stillen und zu versorgen, der Wunsch nach Normalität und das Erleben von Familie. Viele weitere Punkte können individuell hier hinzukommen und der Trauer bedürfen.

Frauenbilder in der Öffentlichkeit

Eine nicht unerhebliche Rolle, warum das Leid in Bezug auf ungewollte Kinderlosigkeit so groß ist, ist neben dem eigenen, innewohnenden Wunsch nach einem Kind aber sicherlich auch das gesellschaftliche Frauenbild. Das ist vielleicht auch ein Grund, warum Frauen häufiger unter dem unerfüllten Kinderwunsch leiden als Männer.

In den vergangenen 100 Jahren hat sich das Frauenbild enorm gewandelt. Aber sehr lange Zeit waren Frauen in unserer Gesellschaft für die Familie und die Versorgung und Erziehung der Kinder zuständig und in vielen Teilen der Welt ist das immer noch so. Die Aufgabe der Frau war es, sich fortzupflanzen und sich liebevoll um den Nachwuchs zu kümmern. Auch wenn wir in einer ganz anderen Zeit leben, so prägt diese Vorstellung die Menschen und ihre Vorstellung von Frauen auch heute. Frauen, die sich heute bewusst gegen Kinder entscheiden, haben es immer noch schwer und müssen sich häufig rechtfertigen. Frauen, die relativ früh nach der Geburt eines Kindes arbeiten gehen, stehen unter dem kritischen Blick der Gesellschaft, ob sie ihre Aufgaben als Mutter denn auch gut erfüllen. Die Vereinbarkeit von Familie und Beruf ist für Frauen heute in den meisten Fällen immer noch deutlich schwieriger als für Männer. Das Bild der liebevollen, sorgenden Mutter ist in unseren Köpfen, auch wenn wir selbst anders leben. Kinderlosigkeit wirkt sich somit auch oft auf das Selbstbild von Frauen aus. Wir können uns (zeitweise) als unweiblich oder Versagerinnen fühlen oder nicht als vollständige Frauen. Das mag auch Einfluss darauf haben, wie wir selbst damit umgehen, wenn sich der Kinderwunsch nicht erfüllt. Vielleicht spielen solche Rollenbilder auch unbewusst eine Rolle, wenn wir lernen müssen, zu akzeptieren, dass wir ein solches Bild nie werden erfüllen können.

Glorifizierung der Mutterschaft

Bis heute ist also Frausein eng mit dem Thema Mutterschaft verbunden. Dass dies aus alten, patriarchalischen Strukturen stammt, ist klar. Daraus hervorgehend wird auch heute noch sehr oft die Mutterschaft glorifiziert. Schon kleine Mädchen spielen Vater, Mutter, Kind und schieben stolz ihren Puppenwagen durch die Gegend. Für viele kleine Mädchen ist die Vorstellung selbstverständlich, dass sie irgendwann Mann und Kinder haben werden. Die Rolle wird also schon früh gezeichnet und prägt sich in den Köpfen ein.

Schwangere Frauen haben einen besonderen Status in der Gesellschaft und genießen eine besondere Aufmerksamkeit. Es gibt Sitzplätze in Bus und Bahn für sie, Supermärkte halten Mutter-Kind-Parkplätze bereit und bei einem bekannten schwedischen Bekleidungsgeschäft gibt es extra Umkleiden für Schwangere und Mütter. Das alles kann das Bild weiter prägen, dass die Mutterschaft idealisiert wird. Eine Frau, die Mutter ist, ist gesellschaftlich anerkannt. Sie gilt oft immer noch als selbstlos, aufopfernd und heldenhaft.

Auch in den sozialen Medien wie Instagram und Co. gibt es sehr viele Accounts, die das Muttersein als Thema haben. Das glückliche Leben mit Kindern wird dort abgefeiert, schlechte Seiten sind selten zu sehen. Übermüdete und überforderte Mütter gibt es kaum in der öffentlichen Wahrnehmung. Damit werden eigentlich heutzutage überholte Vorstellungen von Mutterschaft gezeigt. Und unter Müttern schwelt derweil der Kampf, wer die beste, liebevollste und aufopferndste Mutter ist. Recht machen kann es eine Frau der Gesellschaft eigentlich nie, egal ob sie kein oder ein Kind oder mehrere Kinder hat. Die Aufopferung im alten Rollenbild von Mutterschaft wird gefeiert, Frauen, die dem nicht entsprechen, haben es oft auch heute noch schwer und müssen sich rechtfertigen. Nicht umsonst kam vor einigen Jahren das Thema „Regretting Motherhood“ auf. Frauen sprachen offen darüber, dass sie es bereuen, Kinder bekommen zu haben und es nicht noch mal machen würden. Darüber zu sprechen ist jedoch ebenfalls ein Tabu.

Mal ganz faktisch betrachtet war es früher so, dass Kindergroßziehen die Aufgabe der Frau war, ihre Berufung, also ihr Beruf. Heute haben Frauen Berufe und können zusätzlich auch Mutter sein. Eigentlich können wir froh sein, in einer Zeit zu leben, in der nicht das Kinderbekommen und -aufziehen die einzige Aufgabe einer Frau darstellt. Aber auch heute ist es teilweise noch so, dass bei heterosexuellen Paaren die Frau sich von Anfang an des Berufslebens automatisch zurückstellt, da sie ja irgendwann Kinder bekommen wird (oder auch nicht). Spätestens wenn der Kinderwunsch aufkommt, nehmen sich viele Frauen aber beruflich schon zurück, da sie davon ausgehen, sowieso bald schwanger zu sein und ein Kind zu bekommen, auf das sie sich statt der Karriere konzentrieren werden.

Mutterschaft wird also auch heute noch oft idealisiert, was keinesfalls der Realität entspricht. So gibt es beispielsweise immer häufiger auch bei Müttern einen Burn-out und die Kliniken sind voll von ausgebrannten Müttern.

3 Warum wird so wenig über ungewollte Kinderlosigkeit gesprochen?

Es ist noch gar nicht lange her, da hatten Frauen gar nicht die Wahl, Kinder zu bekommen. Durch die heutigen Verhütungsmöglichkeiten hat sich das verändert. Frauen und Männer müssen bewusst einen Zeitpunkt finden, der für sie persönlich richtig ist, um sich für Kinder zu entscheiden. Für Frauen ist die Zeit, in der sie Kinder bekommen können, natürlicherweise begrenzt, anders als bei Männern.

Frauen haben aber heute viel mehr Möglichkeiten, ihr Leben zu führen, als noch vor 100 Jahren. Das ist toll, führt aber natürlich dazu, dass auch Frauen oft eine gute Ausbildung machen und beruflich etwas erreichen möchten. Dadurch hat sich auch der Zeitpunkt verschoben, an dem sich viele Frauen erst der Kinderfrage stellen. Dieser Zeitpunkt liegt dann leider oft hinter dem, den die Natur als ideales Alter zum Kinderkriegen gesetzt hat. Frauen sind am fruchtbarsten im Alter von 20 bis 24. Ab 35 nimmt die Fruchtbarkeit bei ihnen rapide ab.

Möglicherweise kommt es dadurch aber auch zu vermehrten Schuldgefühlen, den richtigen Zeitpunkt verpasst zu haben und nur an sich gedacht zu haben. Das ist im Übrigen auch etwas, was oftmals von außen suggeriert wird. Natürlich ist auch das nicht in Ordnung, denn es ist sicher sinnvoll, erst mal eine gute Basis für das eigene Leben zu schaffen – nur die Zeit läuft uns biologisch gesehen trotzdem davon.

Kinderlose Frauen in der Gesellschaft

In Bezug auf Frauen ist das größte Risiko für Unfruchtbarkeit tatsächlich die Tendenz zur späten Mutterschaft. Das gilt zwar teilweise auch für Männer, denn auch ihre Spermien werden älter und nehmen an Fruchtbarkeit ab, aber sie haben eben keine endliche Phase der

Fruchtbarkeit, sodass dies an dieser Stelle vernachlässigt wird. Darüber wird nicht gerne gesprochen und oft wird Frauen weisgemacht, dass sie nur so alt sind, wie sie sich fühlen. Die Eizellen sind jedoch gealtert, egal wie alt sich eine Frau fühlt. Dabei handelt es sich um ein gesellschaftliches Problem, denn Frauen müssen sich oft entscheiden, ob und wann sie Kinder bekommen: berufliches Vorankommen oder früh Kinder bekommen. Es ist heutzutage zunehmend normal, für die Karriere unbezahlte Praktika und schlecht bezahlte Einstiegsjobs anzunehmen. Dabei handelt es sich nicht um egoistische Karrierefrauen, sondern um die ganz normale Situation in unserer Gesellschaft. In dieser Phase des Lebens schon Kinder zu bekommen, erfordert einigen Mut und meist auch Unterstützung, die nicht immer vorhanden ist. Denn finanziell sind wenige Menschen inzwischen so früh unabhängig und in der Lage, eine Familie zu versorgen. Außerdem kommt auch die Suche nach dem geeigneten Partner hinzu. Wenn sich Menschen dann irgendwann für Kinder entscheiden, wenn sie in einer guten Partnerschaft und stabilen Verhältnissen – vor allem finanziell – leben, ist es eben aus biologischer Sicht oft schon spät. Damit liegt die Schuld keinesfalls bei Frauen, sondern vielmehr auch in der Gesellschaft, die keine guten Voraussetzungen bietet, früh Kinder zu bekommen. Es wären Veränderungen wie flexible Ausbildungs-, Studien- und Arbeitszeiten nötig, tatsächliche Gleichberechtigung, was Kindererziehung und Haushalt angeht, und bessere Möglichkeiten der Kinderbetreuung. Vielleicht wäre es sogar sinnvoll, ein besseres Wissen über Fruchtbarkeit und ungewollte Kinderlosigkeit zu etablieren, um ebendieser vorzubeugen. Über ungewollte Schwangerschaften werden Jugendliche glücklicherweise aufgeklärt, aber vielleicht wäre es eben auch sinnvoll, sie über das immer größer werdende Thema der ungewollten Kinderlosigkeit aufzuklären. Es wären also politische und kulturelle Veränderungen nötig, um für einen Teil der Gründe die Ursachen zu beheben.

Ein anderer Faktor, der möglicherweise dazu führt, dass wenig über ungewollte Kinderlosigkeit gesprochen wird, ist auch die öffentliche Darstellung von vor allem Frauen, die ungewollt kinderlos sind. In vielen Filmen und Serien werden kinderlose Frauen als Täterinnen dargestellt, die psychisch krank sind und die Kinder anderer Frauen entführen. Sie werden oft als die verzweifelte Kinderlose dargestellt. Das prägt zumindest unterbewusst nicht nur das Bild von anderen über kinderlose Frauen, sondern auch ihr Bild über sich selbst und kann sie im offenen Umgang mit dem Thema verunsichern.

Die Mutter aller Fragen: „Hast du Kinder?“

Ab einem gewissen Alter trifft man automatisch auf Menschen, die Eltern sind. Im Gespräch wird dann oft dies und das von den Kindern erzählt. Das ist in Ordnung und völlig normal. Allerdings folgt darauf im Gespräch oft automatisch die Frage „Hast du Kinder?“. Diese simple Frage kann Menschen, die diesen unerfüllten Wunsch hegen, bereits aufwühlen. Denn es stellt sich die Frage, wie man antwortet. Ein simples „Nein“ wirft beim Gegenüber oft Fragen auf, die durchaus auch gestellt werden und somit zu einem Gespräch führen, das man gar nicht führen möchte. Die Frage mag unbedarft klingen, aber für viele Menschen ist sie das nicht. Denn es geht schließlich um ein sehr persönliches Thema. Antwortet man mit „Leider nein“ oder Ähnlichem, was zeigt, dass man gerne welche gehabt hätte, so kann es sein, dass das Thema unerfüllter Kinderwunsch auf den Tisch kommt, was derjenige in dem Moment aber vielleicht gar nicht möchte. Außerdem möchte sich nicht jede/r Mitleid aussetzen, was eine häufige Reaktion von Menschen mit Kindern ist. Anderseits haben viele Menschen Angst davor, vorverurteilt zu werden. Denn manche Menschen denken automatisch, dass man keine Kinder wollte. Viele Eltern haben einfach Kinder bekommen, als sie welche wollten, oder sind sogar ungeplant schwanger geworden und vergessen dabei, dass das gar nicht so selbstverständlich ist – auch wenn es das für sie persönlich war. Frauen ohne Kinder – vor allem alleinstehenden – wird oft unbedacht unterstellt, dass sie wohl lieber Karriere machen, egoistisch sind und ihr Leben genießen.

Viele Menschen haben verletzende Sprüche erlebt, wenn sie auf die Frage nach den Kindern mit „Nein“ geantwortet haben. Manche antworten deshalb ausweichend mit „Noch nicht“, entwaffnend ehrlich mit „Ich kann leider keine Kinder bekommen“ oder wenn sie ein Kind verloren haben mit „Keine lebenden“. Dann wird zumindest auch dem Gesprächspartner klar, dass es sich um keine harmlose Frage handelt. Wie ehrlich Betroffene damit umgehen, müssen sie selbst entscheiden, denn es ist klar, dass manche Antworten Fragen beim Gegenüber und eine Vertiefung ins Thema hervorrufen können.

Der Idealfall ist für viele Betroffene, wenn auf die Frage nach Kindern ein „Nein“ einfach so hingenommen wird, ohne dass sie das Gefühl haben, verurteilt zu werden. Natürlich hat das auch viel mit der eigenen Haltung zu tun und damit, wie gut die beziehungsweise der Einzelne bereits mit dem Thema zurechtkommt. Je verletzlicher ein Mensch noch in Bezug auf die Kinderlosigkeit ist, desto schmerzlicher können solche Fragen und Situationen für ihn sein. Eine Frau, die an der Umfrage teilgenommen hat, beantwortete die Frage nach Kindern mit „Nein, das habe ich leider nicht geschafft“. Dies verdeutlicht, dass es als Leistung angesehen wird, etwas, das man nach dem eigenen Empfinden leider trotz vieler Anstrengungen nicht geschafft hat – im Gegensatz zu den anderen.

Für viele Menschen ist eine Frau ohne Kinder in unserer Gesellschaft immer noch unvollständig. Die meist selbstverständliche Frage nach den Kindern zeigt dies deutlich. Menschen, die ungewollt kinderlos sind, kommen mit dieser selbstverständlich gestellten Frage jedoch oft in eine emotionale Situation, die ihnen wieder vor Augen führt, was sie gerne hätten und nicht haben.

Oft entsteht dadurch auch ein Gefühl des Ausgegrenztseins. Je nach Reaktion des Fragenden kann auch das Gefühl vermittelt werden, unsozial zu sein und nichts zur Gesellschaft beizutragen. Die bloße Annahme, jemand könnte freiwillig keine Kinder haben, führt manchmal zu Sätzen wie „Wer soll denn deine Rente bezahlen?“.

Die Auswahl von Antworten, die mir die Befragten gegeben haben, als ich gefragt habe, wie sie die Frage von anderen Menschen, ob sie Kinder haben, beantworten, soll die Vielfalt der Möglichkeiten und Empfindungen dabei verdeutlichen.

„Wenn ich gefragt werde, dann sage ich immer, dass mir oder uns leider keine Kinder vergönnt waren."

„Nein, ich habe keine Kinder. Leider. Mir fehlt der geeignete Partner dafür."

„Ich habe ein Kind, aber bei der Frage nach dem zweiten sage ich mittlerweile ganz offen: Ich bin unfruchtbar."

„Wahlweise ‚Nein', ‚Keine lebenden' oder ‚Meine Kinder sind tot' – je nachdem, wie die Frage gestellt/gemeint wurde."

„‚Nein.' Je nach Nähe zu der Person schiebe ich nach: Ich kann keine bekommen."

„Bisher habe ich immer behauptet, dass ich keine Kinder möchte und das Leben genießen möchte. Mittlerweile bin ich nur noch genervt von diesen Fragen und bösen Blicken, sodass ich künftig die Katze aus dem Sack lassen und sagen werde: ‚Wenn es gehen würde, hätten wir längst drei Kinder im schulpflichtigen Alter.' Vielleicht würde diese Aussage helfen, die Leute zum Umdenken zu bewegen. Damit klar wird, dass jede kinderlose Frau ihren Grund dafür hat und es endlich mal Akzeptanz dafür gibt."

„Ich sage, dass ich unfruchtbar bin und meinen Lebensplan ohne Kinder (und vor allem ohne Kinderwunsch!) eingerichtet habe. Der genaue medizinische Grund geht a) niemanden etwas an und würde b) gegebenenfalls zu weiteren Fragen führen, die ich nicht beantworten möchte, weil sie schlicht privat sind."

„Ja, ich habe vier Kinder bei den Sternen."

„‚Nein, das hat auch noch Zeit.' Einfach, um unangenehmen Fragen aus dem Wege zu gehen."

„Mit ‚Nein'. Wenn ich sie besser kenne mit ‚Nein, wir konnten keine bekommen'."

„Mein Mann wollte keine haben."

„Mit ‚Nein'. Denn viele verstehen es nicht. Und meine Geschichte möchte ich auch nicht jedem erzählen."

„Ich hätte gerne, aber es geht leider nicht."

„Nein, das Leben hatte andere Pläne mit mir."

„Ich habe meinen Traummann dafür zu spät gefunden und er wollte überdies auch keine Kinder."

Gut gemeinte Ratschläge: „Da kann man doch etwas machen!"

Dass Menschen nicht über ein für sie schmerzliches Thema sprechen möchten, ist die eine Seite. Die andere Seite ist jedoch, dass wer sich dazu entschließt, offen mit dem Thema umzugehen, oft ungefragte und übergriffige Ratschläge bekommt – häufig von Menschen, die sich mit dem Thema der ungewollten Kinderlosigkeit nicht auseinandersetzen mussten. Oft geäußert werden „Da kann man doch was machen!" oder „Habt ihr euch mal untersuchen lassen?". Singles mit Kinderwunsch dürfen laut Aussagen mancher Mitmenschen nicht so wählerisch sein oder sollen einfach mal über Samenspende nachdenken. Wer aufgrund einer Erkrankung keine Kinder bekommen kann, soll sich nun eben mal damit abfinden, dankbar für sein eigenes Leben sein oder muss sich gar anhören, es sei vielleicht besser so. Solche Reaktion sind in der Regel natürlich gut gemeint, aber absolut übergriffig und fehl am Platz.

Manche Menschen möchten Betroffenen Mut machen, sie erzählen, dass sie jemanden kennen, bei dem es nach so und so langer Zeit und vielen Tiefschlägen endlich geklappt hat. Man solle bloß die Hoffnung nicht aufgeben. Betroffene kennen meist schon unzählige solcher Geschichten und in Zeiten des aktiven Kinderwunschs kann dies auch durchaus ein Strohhalm sein, an den man sich klammert. Allerdings kann genau dies dazu führen, dass dem Kinderwunsch noch verbissener nachgegangen wird und es umso schwerer fällt, loszulassen und die eigenen Grenzen zu erkennen und zu akzeptieren.

Spricht man ehrlich an, dass sich der Kinderwunsch nicht so erfüllt, wie erhofft, kommt auch relativ oft die Frage, ob man schon mal über Adoption nachgedacht habe. Auch das ist wenig hilfreich, da Betroffene vermutlich in den meisten Fällen bereits alle erdenklichen Optionen für sich überdacht haben. Außerdem ist es eine sehr persönliche Entscheidung, ob man ein Kind adoptieren möchte, da beispielsweise das erschütterte Vertrauen in den eigenen Körper damit nicht automatisch wiederhergestellt würde. Sollte sich ein Paar zur Adoption entschließen, kommt hinzu, dass dies in Deutschland sehr schwierig ist, da auf ein zur Adoption freigegebenes Kind etwa acht adoptionswillige Paare kommen. Auch hier steht zudem ein langer und anstrengender Weg bevor, an dessen Ende nicht zwangsläufig eine wirklich auch durchgeführte Adoption steht.

Fakt ist, dass Menschen, die gerne ein Kind hätten, aber dauerhaft unerfüllten Kinderwunsch haben, sehr oft über alle vorhandenen Möglichkeiten nachgedacht, sich informiert und diverse Behandlungen möglicherweise sogar jahrelang versucht haben, bevor sie mit anderen Menschen überhaupt über dieses Thema sprechen. Es ist ein sehr privates Thema, über das man nicht einfach so mit anderen spricht, und dann benötigt man in der Regel auch keine Beratung von außen. Impulse können hilfreich sein, werden aber oft als grenzüberschreitend empfunden.

Einfluss auf die Sexualität

Für Paare mit unerfülltem Kinderwunsch hat dieser in den allermeisten Fällen auch Auswirkungen auf ihr Sexualleben. Eine für beide Partner erfüllende Sexualität geht mit Kommunikation und Einfühlungsvermögen einher. Es ist wichtig, sich dazu Zeit zu nehmen, Dinge auszuprobieren und darüber zu reden, was gefällt und was nicht.

Wenn ein Paar beschließt, bereit für Kinder zu sein und nicht mehr zu verhüten, führt das meistens dazu, dass es aufgeregt ist und vorfreudig tendenziell mehr Sex als sonst hat. Der Zauber einer möglichen Schwangerschaft durch den Sex liegt in der Luft. Wenn sich dann allerdings im Laufe der Zeit keine gewünschte Schwangerschaft einstellt, kann das allmählich ins Gegenteil umschlagen. Gerade Frauen kommen dann oft dahin, dass sie ihren Zyklus kontrollieren, Temperatur messen oder Ovulationstests machen, um die fruchtbare Zeit und den Eisprung zu bestimmen. Die Sexualität wird nach und nach vom Zauber der Leidenschaft befreit, das Ziel schwanger zu werden und der Terminkalender rücken in den Vordergrund. Ich habe mit Frauen gesprochen, die ihren Mann telefonisch aus dem Büro nach Hause zitiert haben, weil sie ihren Eisprung hatten. Dass die Sexualität sich dann von einer liebevollen Begegnung zweier Menschen zu einer notwendigen Sache wandelt, die man eben erledigen muss, um das Ziel zu erreichen, ist meines Erachtens unausweichlich. Noch schlimmer wird es, wenn ärztliche Behandlung und sogenannter Geschlechtsverkehr nach Plan ins Spiel kommen. Unzählige Arztbesuche, bei denen zu den intimsten Themen Auskunft gegeben werden muss und die intimsten Bereiche dem Arzt immer wieder präsentiert werden müssen, nehmen der Sache jede Romantik. Es muss pflichtbewusst performt werden – ein Lustkiller. Spontanität und Spaß bleiben mit der Zeit auf der Strecke.

Es geht irgendwann bei vielen Paaren für einige Zeit nur noch um den Akt selbst. Es geht ganz nüchtern betrachtet darum, das Sperma zur richtigen Zeit an den richtigen Ort zu bekommen. Bei Männern kann es dazu führen, dass sie sich verweigern. Denn sie sollen funktionieren und kommen sich manchmal wie Zuchtbullen vor. Noch schlimmer wird dies, wenn künstliche Befruchtungen durchgeführt werden sollen, für die Männer Sperma in einer Praxis abgeben müssen. Sie sollen funktionieren, minutengenau. Dadurch entstehen Druck, Scham und Versagensängste. Die intime Situation der Sexualität zwischen zwei Menschen wird sozusagen öffentlich und von außen bestimmt. Das Resultat bei Männern und Frauen ist, dass das sexuelle Verlangen meistens vorübergehend abnimmt. Sexualität wird zum Mittel zum Zweck. Viele Frauen haben das Gefühl, dass Sex an unfruchtbaren Tagen sinnlos ist, da sie nicht schwanger werden können. Frauen, die jahrelang versuchen, schwanger zu werden, haben oft auch jahrelang ihre Basaltemperatur gemessen und Zykluskalender geführt, getrieben von dem verzweifelten Wunsch, schwanger zu werden. Jede monatliche Blutung wird zur Enttäuschung, die ausgehalten werden muss. Das ist übrigens auch häufig ein weiterer Grund dafür, warum der Schmerz der Kinderlosigkeit manchmal nicht überwunden werden kann, denn jede Periodenblutung erinnert erneut an das, was nicht ist.

Diese emotional anstrengende Zeit des Wartens und Hoffens führt dazu, dass paradoxerweise der verzweifelte Wunsch nach Kindern das sexuelle Verlangen verringert oder ganz zum Versiegen bringen kann. Der Gedanke, dass Sex nicht zwangsweise damit zu tun hat, Kinder zu bekommen, wird vielen Menschen zumindest zeitweise völlig fremd.

4 Kinderlosigkeit und das Umfeld

Für Menschen, die sich sehnlichst ein Kind wünschen, ist der Umgang mit Familie, Freunden und Bekannten in manchen Phasen oft schwierig. Einerseits fällt es vielen Menschen schwer, sich zu öffnen, und sie tragen ihre Probleme allein mit sich rum und fühlen sich dabei sehr einsam. Es entsteht oft das Gefühl, nicht dazuzugehören. Für uns Menschen ist ein Zugehörigkeitsgefühl und eine Verbundenheit mit anderen Menschen sehr wichtig, um uns glücklich zu fühlen, denn wir sind soziale Wesen mit ebendiesen Bedürfnissen. Andererseits gibt es Menschen, die sich öffnen und über ihren unerfüllten Kinderwunsch sprechen, damit aber nicht nur auf Verständnis treffen, sondern mit Unverständnis und vermeintlich guten Ratschlägen konfrontiert werden. Hinzu kommt, überall mit dem eigenen Problem konfrontiert zu werden, denn zu der Zeit, wo der eigene Kinderwunsch unerfüllt bleibt, werden befreundete Paare oft Eltern – was Betroffenen schmerzlich die eigene Lücke vor Augen führt.

Oft ist es so, dass Betroffene sich dann zurückziehen, wenn im Familien- und Freundeskreis Kinder hinzukommen. Es schmerzt sie zu sehr, zu sehen, dass es bei anderen vermeintlich völlig unproblematisch läuft, ein Kind zu bekommen. Vermeintlich deshalb, da es aufgrund der Häufigkeit durchaus möglich ist, dass auch andere Paare Probleme hatten, ein Kind zu bekommen. Da aber häufig nicht darüber gesprochen wird, wissen wir davon vielleicht nichts und denken, dass es bei den anderen einfach so und problemlos geklappt hat. Wenn es denn aber bei anderen problemlos geklappt hat, ein Kind zu bekommen, ist es häufig so, dass die Menschen nicht daran denken, dass es bei anderen nicht so einfach funktionieren könnte und dementsprechend unbedachte Äußerungen im Sinne von „Na, kommst du nicht auch auf den Geschmack?“ oder

„Wann ist es denn bei euch so weit?“ gemacht werden. Nimmt man im Bekanntenkreis ein Neugeborenes auf den Arm, bekommt man möglicherweise „Das steht dir aber auch gut!“ zu hören. Das trifft Betroffene meist sehr, aber dennoch versuchen sie oft, ihren Schmerz zu verbergen und die Fassade zu wahren. Wenn man – wie ich es früher manchmal getan habe – ehrlich antwortet mit „Leider klappt es nicht bei jedem so, wie er möchte“, erntet man betretene Blicke und Hilflosigkeit beim Gegenüber oder mal wieder ungefragte Ratschläge, was man alles tun kann, damit es klappt. Natürlich gibt es auch empathische, mitfühlende Menschen, die so reagieren, dass es unterstützend wirkt.

Mit anderen über den unerfüllten Kinderwunsch sprechen

Wenn Menschen, die vom Thema des unerfüllten Kinderwunschs betroffen sind, sich gegenüber anderen Menschen öffnen und mit ihnen über ihre Situation sprechen, machen sie die unterschiedlichsten Erfahrungen. Viele haben neben dem Partner oder der Partnerin eine enge Vertrauensperson, der sie ihre Gefühle mitteilen und von der sie sich verstanden fühlen. Oft machen sie aber auch die Erfahrung, dass Menschen sich nicht in ihre Situation hineinversetzen können und sich deshalb aus Hilflosigkeit zurückziehen. Sie wissen nicht, wie sie helfen könnten. Dann gibt es anderseits natürlich wieder die, die Betroffenen ihren Schmerz quasi absprechen und meinen, sie sollten sich das nicht so zu Herzen nehmen oder entspannen und ihr Leben genießen. Manchmal ist es auch so, dass Menschen, die selbst Kinder haben und von unserem unerfüllten Kinderwunsch wissen, sehr unsicher werden und nicht wissen, ob sie nun beispielsweise darüber sprechen können, dass sie von ihren Kindern gestresst sind und es anstrengend finden. Es herrscht eine Angst, darüber zu sprechen, um den anderen nicht zu verletzen. Auch das ist aber sehr unnatürlich und hilft nicht. Ich hatte beispielsweise eine Freundin, die, wenn sie mir davon erzählt hat, dass ihr Kind wieder so schlecht geschlafen hat und sie am Ende ihrer Kräfte ist, zum Schluss immer hinzugefügt hat, dass sie ja aber froh sein kann, überhaupt Kinder zu haben. Für mich war das jedes Mal wie ein Stich ins Herz, denn das hat mir erst recht vor Augen geführt, was ich nicht habe, und zudem das Gefühl gegeben, unzureichend zu sein. Auch auf meine mehrfache Bitte hin, sich nicht jedes Mal quasi dafür zu entschuldigen, dass sie ein Kind hat und ich nicht, hat sie nicht damit aufgehört und mir so permanent ein schlechtes Gefühl gegeben. Die Freundschaft ist daran schlussendlich zerbrochen.

Andererseits berichteten viele von mir befragte Menschen davon, dass es ihnen sehr geholfen hat, sich zu öffnen und mit anderen über ihre Gefühle zu sprechen. Vielleicht sind wir es manchmal selbst, die uns für unsere vermeintliche Unzulänglichkeit verurteilen und gar nicht die anderen. Wenn wir die Situation annehmen und dazu stehen, wie es ist, können wir in einen Dialog mit anderen treten. Wir können ihnen erzählen, wie wir uns fühlen, was das Ganze mit uns macht, und so dafür sorgen, dass andere Menschen uns verstehen und wir von anderen eher das bekommen, was wir brauchen. Für viele Menschen wurde es besser, seit sie offen mit dem Thema umgegangen sind und so auch in ihrem Umfeld Verständnis für das Thema geweckt haben. Dies kann sich dann sehr positiv auswirken, denn es hilft uns einerseits, darüber zu sprechen, was uns belastet, und andererseits, Mitgefühl zu bekommen und verstanden zu werden.

Ich habe betroffene Menschen gefragt, ob es bei der Bewältigung der ungewollten Kinderlosigkeit Unterstützung aus dem Umfeld gab. 68 Menschen haben diese Frage beantwortet, 35 von ihnen (51 Prozent) fühlen sich durch das Umfeld unterstützt, 7 davon allerdings nur durch ihren Partner. 31 Menschen (46 Prozent) haben angegeben, dass es keine Unterstützung aus dem Umfeld gab. 2 Personen (3 Prozent) hielten Unterstützung aus dem Umfeld nicht für nötig, da das Thema sie laut eigener Aussage nicht so sehr belastet habe, dass sie Unterstützung benötigt hätten. 3 Menschen haben angegeben, dass sie seit Jahren einen Psychotherapeuten zur Unterstützung der Bewältigung der ungewollten Kinderlosigkeit konsultieren.

Hier eine beispielhafte Auswahl der Antworten, die auf die Frage „Gab und/oder gibt es Unterstützung aus Deinem Umfeld bei der Bewältigung der ungewollten Kinderlosigkeit?“ gegeben wurden:

„Ich konnte stets mit ausgewählten Freundinnen (auch frisch gebackenen Müttern) darüber sprechen. Ich habe den Weg gewählt, weiterhin Kontakt zu halten, wenn Freundinnen Kinder bekamen, bin Patentante geworden etc., vermutlich, um mit dem Schmerz in Kontakt zu sein und ihn bewusst zu erleben und zu durchleben. Im Kontakt mit Freundinnen schien mir dies leichter zu sein als in überraschenden und dann vielleicht überwältigenden ‚spontanen' Situationen, in denen Babybäuche fremder Frauen unkontrollierbare Emotionen auf offener Straße auslösen. Im Kontakt mit befreundeten Müttern habe ich dann auch offen meinen Neid, meine Traurigkeit, meine Unsicherheit, meine gefühlte Unfähigkeit an- und ausgesprochen. Manchmal war es für beide Seiten ein Eiertanz, besonders wenn mein Babyneid auf den Neid meiner Freundinnen ob meiner Freiheit, ob meiner schlafreichen Nächte etc. stieß, aber wir haben diese Zeiten gemeistert und ich glaube heute, dass die Freundschaften daraus gestärkt hervorgegangen sind. Später habe ich mir auch noch gezielt Unterstützung in Form einer körperorientierten Traumatherapie gesucht. Auch mein Mann hat mich getröstet, soweit er konnte. Er selbst hat Trost in seiner Arbeit gefunden. Meiner Einschätzung nach hat er insgesamt weniger unter der Kinderwunschzeit gelitten, aber meine Traurigkeit hat ihn oft traurig gemacht und verunsichert. Kurz: Ja, es gab Unterstützung, aber ich musste sie mir suchen, sie einfordern."

„Teilweise. Es ist sehr schwierig, da mein Freundeskreis gerade genau das bekommt, was wir uns wünschen. Ein Kind nach dem anderem und wir gehen leer aus. Die meisten wissen nicht, wie sie mit uns sprechen sollen, deswegen lassen sie es bleiben."

„Nein. Es ist eine Form der Unterstützung, die ich nicht als solche empfinde. Für mich ist es Bagatellisieren, Banalisieren, Besänftigen, Herunterspielen, Nichternstnehmen."

„Nein. Keinem ist es bewusst, dass mich der ungewollte Kinderwunsch belastet. Keiner kann sich vorstellen, dass das nicht schön ist oder möchte sich mit dem Thema beschäftigen. Ich bin vollkommen allein damit."

„Ja, auf jeden Fall. Am besten wird man allerdings von ebenfalls Betroffenen verstanden. Alle anderen haben oftmals nur (verletzende) Ratschläge oder können die damit verbundene Trauer/Traurigkeit nicht nachvollziehen.“

„Nicht richtig. Niemand kann es nachvollziehen, da alle entweder Kinder haben oder keine wollen.“

„Ich habe über Facebook andere gefunden mit dem gleichen/einem ähnlichen Schicksal, das hilft mir. Mein Umfeld wirkt oft hilflos und der Umgang mit dem Thema scheint schwierig.“

„Stress mit ihren Kindern. Dann sagen Freunde ja oft, schaff dir bloß keine Kinder an. Dann schlucken sie und verstummen.“

„Nicht wirklich, nur der Austausch mit anderen, die auch keine Kinder haben.“

„Maximal Zuhörer, aber halt leider auch oft mit den bekannten doofen Sprüchen kommentiert. Entspann doch mal etc.“

„Mein Mann gibt mir Kraft, wenn ich am Boden liege, andere meiden das Thema.“

„Ja, meine Familie. Der Freundeskreis hat sich jedoch merklich verkleinert.“

Kinderwunsch und Veränderungen im Freundeskreis

Von 68 Menschen, die mir die Frage, ob der unerfüllte Kinderwunsch den Freundes- und Bekanntenkreis verändert hat, beantwortet haben, haben 36 (53 Prozent) eindeutig ja dazu gesagt. Das kann verschiedene Gründe haben. Zum einen fallen Freunde und Bekannte weg, die kein Verständnis zeigen und bei denen man sich nicht gut aufgehoben fühlt. Zum anderen ist es so, dass sich bei Freunden, die selbst Eltern werden, die Prioritäten, Interessen und das Leben so verändern, dass man nicht mehr reinpasst. Bei mir war es so, dass besagte Freundin, die sich immer wieder dafür entschuldigte, ein Kind zu haben, irgendwann sagte, sie haben ja nun mit Kind nicht mehr so viel Zeit und würde die nun mal lieber mit anderen Eltern und Kindern verbringen. Ich war raus, weil ich kein Kind hatte. Mein Schmerz war groß. Auch wenn ich heute mit dem nötigen Abstand sehen kann, dass es diese Freundschaft schlicht nicht wert war, erhalten zu bleiben.

Dann gibt es aber auch noch Menschen, die unter ihrem eigenen unerfüllten Kinderwunsch so sehr leiden, dass sie sich nicht mehr mit Kindern und Familien umgeben möchten. Sie halten es nicht aus, ständig bei anderen zu sehen, was sie selbst gerne hätten und was für sie so unerreichbar scheint. Sie ziehen sich zurück und verlieren so Freundschaften. Mehrfach habe ich mit Paaren gesprochen, die ihr gesamtes Umfeld ausgetauscht haben und sich neue Bekannte und Freunde gesucht haben, die allesamt kinderlos sind. Ein Paar hat sogar in Deutschland alle Zelte abgebrochen, ist nach Amerika ausgewandert und hat sich dort ein komplett neues Leben ohne Kinder aufgebaut.

Freundschaften müssen am unerfüllten Kinderwunsch nicht komplett zerbrechen, aber sie verändern sich oft. Die Zeit junger Eltern wird naturgemäß weniger. Kinderlose werden zudem manchmal nicht mit einbezogen und es wird ihnen das Recht abgesprochen, ihre Meinung zu Kinderthemen zu äußern. Denn viele Menschen denken, dass wer keine Kinder hat, auch nichts zu diesen Themen sagen darf. Allerdings gibt es auch Menschen, die gerade den Blick von außen schätzen und die eigene Meinung dazu hören möchten. Denn manchmal kann man Situationen von außen nüchterner und weniger emotional betrachten, als wenn man mittendrin steckt. Und es gibt auch gute Freunde, die nicht argwöhnisch und eifersüchtig reagieren, wenn sie den eigenen sehnsüchtigen Blick auf ihr Kind sehen, sondern großherzig und ehrlich meinen, dass man jederzeit so viel Zeit mit dem Kind verbringen kann, wie man möchte. Wenn man das annehmen kann, kann das Gold wert sein – auch wenn es das eigene Kind nicht ersetzt, so gibt es doch die Möglichkeit, Mutter- oder Vatergefühle auszuleben und Zeit mit einem Kind zu verbringen. Vielleicht hilft es sogar zu sehen, dass mit Kind nicht alles nur harmonisch und glückbringend ist, sondern dass es auch schön sein kann, sich wieder alleine nach Hause zurückziehen zu können. Es kann Betroffenen also helfen, den eigenen Blickwinkel zu verändern, aber auch die eigenen Sehnsüchte auszuleben und dabei gleichzeitig andere zu unterstützen.

Letztendlich verändert sich der Freundeskreis sehr häufig durch einen ungewollten Kinderwunsch. Auch wenn das zunächst sehr schmerzlich ist, kann es durchaus sinnvoll sein, dass durch diese Situation – so wie bei allen Krisen im Leben – der Freundeskreis aussortiert wird und nur Menschen bleiben, die wirklich wichtig für uns sind, uns Verständnis entgegenbringen und uns guttun. Außerdem berichten viele ältere Betroffene, dass sich das zu einem späteren Zeitpunkt im Leben auch wieder ändern kann und sich die Interessen wieder annähern, nämlich spätestens dann, wenn die Kinder der Freunde aus dem Haus sind.

Von den Menschen, die ich danach gefragt habe, ob die Zeit des Kinderwunschs sie Freunde gekostet hat, zum Beispiel weil die Freunde Kinder bekommen haben und die Freundschaft dann auseinanderging, haben 66 diese Frage beantwortet. 36 von ihnen (55 Prozent) sagen, dass es definitiv den Freundeskreis verändert hat. Darunter sind auch einige, bei denen es von ihnen ausging, da sie sich selbst zurückgezogen haben. Oft konnte der Kontakt mit Familien mit Schwangeren oder Babys nicht ausgehalten werden oder Paare sind sogar umgezogen und haben sich einen neuen Freundeskreis aufgebaut. Manche haben angegeben, dass diese Veränderung automatisch kam, weil die Freunde Kinder bekommen haben und somit andere Interessen, woraufhin die Freundschaft zerbrach. Erfreulicherweise haben auch 30 Menschen (45 Prozent), die diese Frage beantwortet haben, gesagt, dass sich ihr Freundeskreis durch die und nach der Kinderwunschzeit nicht verändert hat.

Hier ein paar beispielhafte Antworten, die auf die Frage „Hat die Zeit des Kinderwunschs Dich Freunde gekostet (zum Beispiel weil die Freunde Kinder bekommen haben und die Freundschaft dann auseinanderging)?“ gegeben wurden:

„Leider ja, die einen gingen von sich aus, weil man als Nichteltern nicht mehr zu diesem Kreis der Eltern passt und man anscheinend auch nicht mehr dazu passen darf, und zum anderen habe ich den Kontakt abgebrochen, weil es Freunde gab, die wenig sensibel waren und zum Beispiel nur über die eigene Schwangerschaft/Elternschaft/die gesunden, lebenden Kinder schimpfen konnten und nie zufrieden waren, und nie gesehen haben, welches Glück sie haben."

„Ja, es kamen Aussagen wie ‚Du hast ja keine Kinder, du weißt nicht, wie das ist'."

„Ich würde mal sagen, dass ich mich doch deutlich von einigen Freuden, bei denen alles so glatt lief/läuft, doch etwas zurückgezogen habe. Es schmerzt zu sehen, was man sich eigentlich für sich selbst auch wünscht. Es ist nicht Neid, man wünscht es sich einfach für sich selbst auch und fragt sich, warum läuft bei mir nicht alles so, wie ich es mir eigentlich mal (als Kind) ausgemalt habe. Dadurch entsteht ein Frust und gleichzeitig eine Art Wut und eine Enttäuschung."

„Nein, aber manche Freundschaften sind dennoch auseinandergegangen. Ich habe mittlerweile einfach andere Interessen … und lerne dadurch viele andere Menschen kennen. Die Freundschaften, die bleiben SOLLTEN, sind geblieben, und die Kinder dieser Freunde erweitern auf eine gewisse Weise den Familienkreis."

„Wege trennten sich, aber nicht wegen mir, sondern weil die Eltern über nichts anderes mehr reden konnten als über den Nachwuchs und mir nicht zugestanden, zum Thema Kinder/-erziehung überhaupt eine Meinung haben zu dürfen."

„Nicht wirklich, aber ich habe Freunde in der Schwangerschaft und mit kleinen Babys gemieden. Auch fiel es mir schwer, Kinder von Freunden, die ich länger nicht gesehen habe, kennenzulernen. Am schlimmsten ist es mit meiner Schwester, die glücklich in einer Familie mit ihren drei Kindern lebt. Sie betont immer sehr, wie glücklich sie das Familienleben macht. Ich freue mich für sie, jedoch bin ich gleichzeitig sehr traurig."

„Bis jetzt noch nicht. Aber ehrlich gesagt ist es sehr schwer, wenn alle Kinder kriegen. Manchmal wünsche ich mir einen Ort ohne Kinder und hoffe, dass es mir dort besser geht. Aber mal ganz ehrlich: Kinder sind das schönste auf Erden. Meine Beziehung hat es fast gekostet, wir sind grade dabei, uns wiederzufinden als Paar.“

Gefühle beim Kontakt mit Schwangeren und Kindern

Für viele Frauen und auch manche Männer mit unerfülltem Kinderwunsch ist der Kontakt mit Schwangeren und manchmal auch mit Kindern zumindest phasenweise schwierig. Es kann unterschiedliche Gefühle auslösen, wenn eine Frau, die sich nichts sehnlicher als ein Kind wünscht, auf eine schwangere Frau trifft. Auch die Bekanntgabe von Schwangerschaften im Freundeskreis kann unangenehme Gefühle bei Betroffenen verursachen. In erster Linie scheint dann der Schmerz darüber, was wir nicht haben, aufzutreten. Viele Frauen fühlen sich schlecht, da sie feststellen, dass das vorherrschende Gefühl dabei Neid ist. Neid ist ein negativ konnotiertes Gefühl in unserer Gesellschaft und es ist unangenehm, dies bei sich festzustellen. Deshalb treten oft gleichzeitig mit dem Neid Schuldgefühle auf, dafür, dass wir Neid fühlen. Aber Neid ist ganz normal. Neid bezieht sich auf das Gefühl, dass wir bei dem anderen vermuten, was wir auch haben möchten. Im Fall einer schwangeren Frau möchte die kinderlose Frau in dem Moment genauso glücklich sein, wie sie es bei der Schwangeren vermutet (!), dass sie es ist. Hinzukommen können auch viele weitere Gefühle, wie beispielsweise das Gefühl der Trauer oder des eigenen Versagens des Körpers. Auch Traurigkeit, Angst und Wut kommen hinzu.

Die von mir befragten Menschen haben folgende Gefühle beim Umgang mit Schwangeren und Kindern genannt:

- Trauer und Angst
- Neid und Missgunst
- Eifersucht
- Schmerz

- Gefühl der Ungerechtigkeit
- Sehnsucht
- Wut
- Gefühl des Fehlens von etwas
- Wehmut

Oft fühlen sich betroffene Frauen auch minderwertig, ausgeschlossen und überflüssig im Kontakt mit Schwangeren. Die Antworten der befragten Frauen zeigen, dass alle diese Gefühle ganz normal sind und keine ungewollt kinderlose Frau damit alleine ist und sich dafür schämen muss. Den meisten dieser Frauen bereitet der Kontakt mit anderen schwangeren Frauen deutlich mehr Probleme als jener mit Kindern. Auch wenn die unangenehmen Gefühle da sind, versuchen sich die meisten Frauen, nichts anmerken zu lassen, vermutlich um nicht als missgünstig zu gelten. Manche Frauen müssen aber auch weinen und können ihren Schmerz nicht verbergen.

Es gibt aber auch durchaus Frauen, die mit der ungewollten Kinderlosigkeit schon gut umgehen können und diese für sich akzeptiert haben, die im Kontakt mit Schwangeren und Kindern Freude empfinden. Manche Frauen haben gesagt, dass sie sich sogar freier fühlen und dankbar für ihre Situation sind. Manche wollen heute nicht mehr mit Vätern und Müttern tauschen.

Die Gefühle im Umgang mit Schwangeren und Babys oder Kindern sind also einem Wandel unterlegen, der sich in den Betroffenen vollzieht. Wenn die eigene Situation noch sehr schmerzlich ist, ist auch der Umgang mit den anderen schwieriger. Wir fühlen uns schlecht und können nicht damit umgehen, dass wir das nicht haben, was wir bei den anderen sehen. Aber diese Gefühle können sich im Laufe der Zeit ändern und nachlassen. Allerdings kann es auch hier immer mal wieder Phasen im Leben geben, in denen der Schmerz im Kontakt mit Schwangeren und Kindern wieder schwieriger und schmerzhafter ist.

Folgende beispielhafte Antworten wurden auf die Frage „Wie ist es für Dich, Schwangeren und Kindern zu begegnen und mit ihnen umzugehen? Beschreibe Deine Gefühle beim Umgang mit ihnen.“ gegeben und zeigen die unterschiedlichen Gefühlswelten der Betroffenen:

„In dem Moment ist es schön. Ich freue mich mit der Schwangeren und bin neugierig. Oder ich erzähle den Kindern von meinen Streichen, also aus meiner Kindheit. Wenn die Situation vorbei ist, werde ich meistens traurig, manchmal auch bockig (kindlicher Neid), selten zerreißt es mich noch."

„Es tut einfach nur weh, Schwangere ist noch schwierig, da ich dieses Wunder nie erleben werde, vielleicht auch ein Gefühl wie Neid. Kinder liebe ich über alles. Leider habe ich auch eine spezielle Wirkung auf Kinder. Fremde Kinder laufen mir in die Arme, es ist sehr schön, aber auch schmerzhaft, wenn ich nach Hause komme, habe ich keine Kinder, es ist leer."

„Meist okay. Für Freunde freue ich mich. Aber wenn ich die guten Situationen mitbekomme, auch die mit dem Partner, ist es für mich natürlich manchmal schon schwer und ich bin traurig, unabhängig davon, wie sehr ich ihnen dieses Glück gönne. Dann denke ich, dass ich vermutlich keine so tolle Beziehung hätte, und das Kind und mein Partner und ich deshalb vermutlich gar nicht ebenso glücklich sein könnten. Und wenn die Kinder gerade ihre fünf Minuten haben, bin ich natürlich eher froh."

„Schmerzhaft, macht mich traurig, spiele aber immer die nette Tante, Patentante usw."

„Manchmal bin ich wütend, manchmal traurig, oft neidisch, manchmal erleichtert – und immer häufiger ist es mir auch einfach egal."
„Heute ist es in Ordnung. Es hat nicht sollen sein. Aber es gab eine Zeit, zu der es mir sehr schwergefallen ist, speziell als zwei meiner Schwestern fast gleichzeitig schwanger wurden. Da war ich sehr hin- und hergerissen – ich habe mich schon für sie gefreut, ich selbst war aber sehr traurig, konnte die Freude nicht richtig zeigen und hatte darum ein schlechtes Gewissen."

„Schwierig – ich wähle sehr bewusst die Situationen aus, ob ich die Kraft habe, damit umzugehen oder eben nicht. Ich bin liebevoll mit mir und achte auf meine Verfassung. Manchmal geht es eben nicht."

„Der Gedanke, dass ich selbst gerne Kinder gehabt hätte, ist im Hinterkopf immer präsent, als Traurigkeit, als Gefühl des Fehlens. Gleichzeitig gehe ich gerne mit Kindern um – und habe immer Angst, als verzweifelte Kinderlose wahrgenommen zu werden, die etwas kompensieren muss."

„Es macht mich traurig, da ich diese Erfahrung nie selbst haben und die damit verbundenen Gefühle nie selbst empfinden kann. Ich bin neidisch, aber nicht, dass ich es ihnen nicht gönne, ich fühle mich für mich als Versagerin. Es bedrückt mich und es wird mich bis an mein Lebensende bedrücken und eine Wunde sein."

„Ich sehe sie nicht als Rivalen an, aber in diesen Momenten ist der Wunsch selbst Mutter zu sein doch sehr groß."

„Es ist wie eine Maske zu tragen. Die Fröhlichkeit ist nicht echt und das Nettsein kostet Überwindung. Den Kindern gegenüber fällt es mir aber leichter, nett zu sein."

„Gemischt. Ich freue mich mit, werde dann aber erinnert, dass wir das nie erleben dürfen, Wehmut. Andererseits verspüre ich inzwischen auch Erleichterung, denn Kindergroßziehen ist ja auch kein Zuckerschlecken. Und es gibt auch viele Vorteile, kinderlos zu sein. Dass ich nie das Schwangersein erleben und Enkel haben werde, macht mich traurig. Schwangere belasten mich mehr als Familien."

„Da ich Kinder sehr gerne mag und auch gut mit ihnen umgehen kann, finde ich es nach wie vor schön, wenn Kinder in meinem Umfeld sind. Es fällt mir schwerer, Schwangere zu sehen. Es ist jedes Mal wie ein kleiner Stoß ins Herz, verbunden mit einer großen Traurigkeit, diese Erfahrung und dieses Wunder nicht erleben zu dürfen. Meine Mama sagte mal, dass eine Frau erst durch eine Schwangerschaft wirklich weiß, was es bedeutet, eine Frau zu sein. Ebenfalls sagte sie, dass es das schönste auf der Welt ist, ein Kind zu gebären."

„Ich bin seit 20 Jahren Grundschullehrerin, von daher bin ich es gewohnt, mit Kindern umzugehen. Ich weiß, dass Kinder tatsächlich ‚auch nur Menschen' sind. Manche sind charmant und herzöffnend, manche weniger … in der Regel bin ich einfach nur froh, wenn ich nachmittags ‚meine Ruhe' habe. Eine Schwangere zu sehen, versetzt mir manchmal noch einen kleinen Stich, denn ich habe so etwas Natürliches, gewissermaßen Gewöhnliches wie eine Schwangerschaft für mich als etwas so Großes, so Besonderes und Unerreichbares definiert, dass mich seltsamerweise eine Schwangerschaft immer noch klein und vernachlässigt fühlen lässt (im Sinne: Gott hat mich vergessen, keiner sieht mich, ich muss mich sehr anstrengen, um zu bekommen, was zu mir gehört) … ein uralter Glaubenssatz, der langsam, aber sicher, gehen darf."

„Schwangere meide ich, Kinder sind kein Problem. Aber nach dem Kontakt verfalle ich in Depression."

„Zu Beginn war das sehr schwierig, viel Neid, Trauer, dass ich das nie haben werde. In den Jahren haben sich die Gefühle geändert, nun genieße ich den Umgang mit Kindern. Bei Schwangeren kommt eher mal der Gedanke ‚wie gerne hätte ich das auch erlebt'."

„Geteilt. Es sind gemischte Gefühle, bei einigen freut es mich, bei anderen verspüre ich Wut und Ungerechtigkeit."
„Sehr belastend. Auf der einen Seite freut man sich, aber andererseits ist es sehr schmerzhaft."

„Einerseits freue ich mich, andererseits wird die Sehnsucht noch schlimmer nach einem eigenen Kind."

„Kommt auf die Person an, wie gut ich sie kenne. Mittlerweile komme ich gut damit zurecht. Während der Behandlung war es ein Fiasko."

„Es kommt immer auf die Situation und auch meine eigene Konstitution an. Geht es mir gut, kann ich mit Schwangeren und Kindern normal/freundlich umgehen. An schlechten Tagen gehe ich ihnen aus dem Weg und es kann mich aus der Bahn werfen und sehr treffen, dann kann es auch immer noch vorkommen, dass ich plötzlich weinen muss."

„Freude und Trauer zugleich. Ich bin eifersüchtig und es versetzt mir einen Stich ins Herz. Aber ich liebe Kinder!"

„Ich fühle Wut und Neid und fühle mich auch traurig und ausgeschlossen. Kann ja nicht mitreden."

„Der Anblick solcher Frauen erfüllt mich insgeheim mit Wut und Trauer. Sie hatten – im Gegensatz zu mir – scheinbar einen Mann, der Ja zu ihnen und sogar einem Kind mit ihnen sagen konnte."

5 Den Kinderwunsch aufgeben

Um langfristig zufrieden leben zu können, sind sich Experten einig, dass es sinnvoll ist, sich irgendwann vom unerfüllten Kinderwunsch zu verabschieden und loszulassen. Alleinstehende können sich eine Altersgrenze setzen oder einen anderen Zeitpunkt wählen. Doch wann ist für Paare, die den Kinderwunsch aktiv verfolgen, möglicherweise mit Unterstützung durch die Reproduktionsmedizin, der richtige Zeitpunkt, sich vom Kinderwunsch zu verabschieden und weitere Versuche einzustellen?

Auf diese Frage gibt es keine allgemeingültige Antwort, denn die Belastungsgrenzen sind individuell sehr unterschiedlich. Wichtig ist es bei Paaren, dass sich beide Partner einig sind und dass bei beiden der Kopf und das Herz zustimmen, dass nun Schluss sein soll. Gerade bei Paaren kann dies allerdings zu sehr unterschiedlichen Zeitpunkten so weit sein. Wichtig ist dabei, dass jeder der beiden Partner die Entscheidung, das Ganze zu beenden, tragen kann. Es kann ein längerer Prozess sein, bis beide dazu bereit sind. Es muss jede/r Einzelne von selbst zu der Einsicht kommen, dass in absehbarer Zeit keine Aussicht auf Erfolg besteht. Hilfreich kann sein, sich die Frage zu stellen, was man selbst in ein paar Jahren denkt und empfindet, wenn man an die Kinderwunschzeit zurückdenkt. Ist man mit der Entscheidung, diese Tür zu schließen, im Reinen und denkt, es ist richtig, und stellt sich vielleicht sogar ein Gefühl der Erleichterung ein oder besteht noch die Angst, man hätte es doch weiterversuchen sollen? Auch wenn es noch schmerzhaft ist, so kann die Entscheidung, das Kapitel Kinderwunsch zu schließen, doch oft eine Entscheidung für das eigene Leben sein.

Wenn sich jahrelang alles nur um den Wunsch, ein Kind zu bekommen, gedreht hat, folgt in der Regel darauf die Trauer über den nicht erfüllten Wunsch, die ganz normal ist und durchlebt werden muss (siehe nächstes Kapitel). Auch kommt vielen Menschen dann die Zeit, die sie mit dem Ziel der Erfüllung des Kinderwunschs verbracht haben, verschwendet und verloren vor. Das ist sie aber natürlich nicht. Es wurde eine große Lebenskrise durchgestanden. Krisen sind im Leben dafür da, aus ihnen idealerweise gestärkt hervorzugehen. Bei Paaren ist es zudem oft so, dass sie diese jahrelangen Anstrengungen besonders tief verbinden und zusammenschweißen, denn sie haben gelernt, dass sie sich auch in Krisenzeiten aufeinander verlassen können und diese miteinander durchstehen. Wenn der Kinderwunsch hinter sich gelassen wird, kann man sich jedoch wieder neu auf sich selbst und die Partnerschaft konzentrieren. Wir können uns wieder unbeschwerter auf uns selbst und um unsere Bedürfnisse kümmern. Nach und nach werden auch Vorteile des kinderlosen Lebens sichtbar und annehmbar werden – auch wenn das zunächst unvorstellbar erscheint.

Wenn sich Menschen dazu entschließen, den Kinderwunsch aufzugeben, müssen sie auch lernen anzuerkennen, dass dieses Thema nie vollständig verschwinden wird. Es wird eine Wunde und eine Lücke im Leben bleiben, die sich nie ganz schließen lässt. Wie aus der Umfrage zu erkennen, bleibt ein letzter Funke Hoffnung vielen Frauen bis zu den Wechseljahren erhalten. Das Thema Kinder wird immer auch mit Wehmut und Schmerz einhergehen – mal mehr, mal weniger. Aber es wird nie ganz verschwinden. Dennoch liegt es an uns selbst, ob wir uns den Rest unseres Lebens davon bestimmen lassen und uns selbst unser Glück verwehren.

Es ist nicht einfach, einen solch elementaren Wunsch, wie den nach einem Kind, aufzugeben. Aber wenn die eigenen körperlichen und psychischen Grenzen erreicht sind, ist es unausweichlich. Jede/r Einzelne muss sich fragen, was sie/er auszuhalten bereit ist. Und so schmerzlich die Entscheidung, den Kinderwunsch zu beenden, auch ist, so erleichternd kann sie sich danach auf das Leben auswirken. Viele Menschen spüren eine deutliche Erleichterung, wenn sie sich entschlossen haben, zu akzeptieren, ohne Kinder zu bleiben. Auch wenn sich dann die Frage nach dem Plan B stellt.

Trauer

Trauer – die große Leere und der Schmerz, die sich einstellen, weil etwas oder jemand vermisst wird. Trauer ist notwendig, um eine Neuorientierung überhaupt erst möglich zu machen. Eine Phase der Trauer angesichts des nicht in Erfüllung gegangenen Traums ist normal und wichtig, um den Schmerz zu fühlen und zu verarbeiten und dem Leben eine neue Richtung geben und es gegebenenfalls in neue Bahnen lenken zu können. Deshalb ist dem Umgang mit der Trauer nach dem Kinderwunsch, der sich nicht erfüllt, Kapitel 6 gewidmet. Wichtig ist, der Trauer genügend Raum einzuräumen. Wenn Betroffene sich überlegen, wie viel Zeit ihres Lebens in den Traum vom Kind investiert wurde, wird auch deutlich, dass sich das ganze Thema und die damit verbundenen Auswirkungen nicht in kurzer Zeit bewältigen lassen, sondern ebenso ihre Zeit benötigen. Experten nennen als Richtwert, dass es mindestens ein Jahr dauert, bis der akute Schmerz überwunden wird – eher länger. Man spricht ja bei realen Todesfällen auch vom Trauerjahr, da immer mindestens eine gewisse Zeit zur Trauerbewältigung benötigt wird. Zudem wird es für ungewollt Kinderlose immer ein verletzliches Thema bleiben, das man nicht einfach ablegen und für beendet erklären kann. Es bleibt eine lebenslange, tieftraurige Leerstelle. Wer sich dessen bewusst ist, kann auf Dauer besser damit umgehen und erkennt für sich leichter kritische Situationen.

Plan B – wie soll das gehen?

Wenn sich der Wunsch nach einem oder mehreren Kindern nicht erfüllt, dann bleibt eine Lücke, die es zu schließen gilt. Nach der ersten Phase der Trauer stellen sich Betroffene meist viele Fragen. Es ist nicht nur die Zeit, die dann zur Verfügung steht, sondern viel mehr auch der Sinn und Zweck unseres Lebens, der infrage gestellt und neu definiert werden muss. Dafür muss jeder in sich hineinhorchen. Es ist eine große Aufgabe, sich ein neues Lebenskonzept zu überlegen – falls das überhaupt notwendig ist. Es stellen sich viele Fragen, vieles ist offen und muss für die/den Einzelne/n neu definiert werden. Folgende Fragen können Betroffenen helfen, sich zu überlegen, was ihnen im Leben wichtig ist und in welche Richtung ihr Leben weitergehen soll:

- Wie habe ich mir ein Leben mit Kind vorgestellt? Was habe ich gedacht, was dann anders ist?
- Warum genau wollte ich ein Kind haben? Welcher Wunsch steckt dahinter? Wie kann ich dieses Bedürfnis auf anderem Weg erfüllen?
- Wie habe ich mir ein Leben mit Kind vorgestellt?
- Was ist mir wichtig im Leben? Wem oder was möchte ich mein Leben widmen?
- Welche Spuren kann ich im Leben auch ohne Kind hinterlassen?
- Wo möchte ich jetzt die Energie reinstecken, die ich jahrelang in den Kinderwunsch gesteckt habe?

Auch eine Partnerschaft ist sehr stark betroffen von der Entscheidung, den Kinderwunsch aufzugeben, und benötigt in der Regel einen Plan B. Zunächst einmal muss an die Stelle und den Raum, den der Kinderwunsch in der Partnerschaft eingenommen hat, etwas Neues treten. Der Raum muss neu gefüllt werden und möglicherweise die Partnerschaft neu definiert werden. Paare müssen sich überlegen, wie sie miteinander weiterleben möchten. Nicht wenige Partnerschaften zerbrechen daran, weil das Thema Kinderwunsch einen solch großen Raum eingenommen hat und schlussendlich nur noch das verbindende Element zwischen zwei Menschen war, die auf dem Weg zum Wunschkind sich selbst aus den Augen verloren haben. Wenn dieses verbindende Element wegfällt, zerbricht manchmal paradoxerweise auch die Beziehung, obwohl die Entscheidung für ein Kind ja in den meisten Fällen ursprünglich aus Liebe getroffen wurde. Die Liebe muss aber in einer Beziehung bei ungewollter Kinderlosigkeit manchmal neu gefunden werden.

Im Gegensatz zum Zerbrechen einer Partnerschaft gibt es auch sehr viele Paare, deren Beziehung sehr gestärkt aus dem unerfüllten Kinderwunsch hervorgeht. Die gemeinsame Bewältigung dieses schwierigen Themas kann also auch sehr stark zusammenschweißen und eine Verbindung zwischen zwei Menschen schaffen.

Fragen, die sich Paare stellen, um nach der Beendigung des aktiven

Kinderwunschs eine neue Richtung in der Beziehung zu finden, können sein:

- Wer bin ich auch ohne Kind? Wer sind wir ohne Kind?
- Welches gemeinsame Ziel verbindet uns?
- Welche Dinge sind uns in der Partnerschaft wichtig?

Aus der Spirale ausbrechen

Viele Menschen, vor allem Frauen, die den Kinderwunsch lange aktiv verfolgen, haben eine Art Tunnelblick entwickelt. Das Leben besteht irgendwann nur noch aus Zyklen, die einem immerwährenden Muster folgen. Jede Monatsblutung wird zur Enttäuschung, immer wieder stellen sie sich die Frage „Warum klappt es ausgerechnet bei mir nicht?". Wenn wir an den Punkt kommen, zu akzeptieren, dass wir die eine von acht bis zehn Frauen sind, bei der es nicht klappt, können wir auch wieder anfangen, den Blick zu verändern. Selbstzweifel und Hilflosigkeit können langsam abgelegt und neue Perspektiven gewonnen werden. Vielleicht tut es gut, erst einmal bewusst genau die Dinge zu tun, die man sich aufgrund einer möglichen Schwangerschaft lange versagt hat oder die mit einem Baby nicht möglich wären. Das können zum Beispiel Unternehmungen mit Freunden sein, ein Sektfrühstück im Bett, ein Wellnesstag oder aber auch eine langersehnte Fernreise.

Wer den unerfüllten Kinderwunsch ernsthaft aufgeben möchte, sollte unbedingt auch verhüten. Ansonsten bleibt eine stille Resthoffnung im Hinterkopf, die den Abschluss erschwert oder sogar unmöglich machen kann. Auch Zyklusüberwachung, Temperaturmessung und andere Dinge, die über die Jahre gemacht wurden, um schwanger zu werden, sollten alle beiseitegelegt werden, um das Thema nach und nach aus dem eigenen Fokus zu rücken.

Den Kinderwunsch als Single beenden

Die Situation für alleinstehende Menschen stellt sich komplett anders dar. Sie haben nicht mal die Chance, den Kinderwunsch alleine anzugehen, wenn sie nicht alleinerziehend sein möchten. Die meisten streben eine Partnerschaft an, aus der dann Kinder hervorgehen. Selbst wenn es heute alleinstehende Frauen gibt, die per Samenspende schwanger werden, so ist diese Möglichkeit doch für die meisten alleinstehenden Frauen keine Option. So müssen sie sich also nach und nach mit fortschreitendem Alter an den Gedanken gewöhnen, kinderlos zu bleiben. Oft kommen auch die Sorge und das Gefühl hinzu, ganz alleine zu sein. Doch auch sie können aktiv bestimmen, wann die Suche genug ist und sie das Thema für sich bearbeiten möchten.

Auch alleinstehende Frauen (alleinstehende Männer haben leider nicht an der Umfrage teilgenommen) berichteten, dass es manchmal sehr schwierig sei, aus der Spirale, den passenden Partner für den Kinderwunsch zu finden, auszubrechen. Manche hoffen auch darauf, einen Partner mit Kindern zu finden. Oft kommen dann aufschlussreiche Gedanken auf. Eine Frau schrieb mir:

> *„Ich habe entdeckt, dass der Kinderwunsch nicht wirklich mein eigener war. Ich hatte mich der herrschenden gesellschaftlichen Vorstellung untergeordnet, dass jede Frau sich Kinder wünschen muss. Was ich mir wünschte, war eine beständige, glückliche Partnerschaft."*

Auf die Frage, ob sie je die Hoffnung auf ein Kind aufgegeben hätten, schrieben alleinstehende Frauen unter anderem dies:

> *„Im Grunde ja. Aber ein letzter Funke Hoffnung ist da noch. Aber wie soll ich ‚auf die Schnelle' jemanden finden, der zu mir passt und dann auch noch Kinder will. Das ist unrealistisch und würde niemanden glücklich machen."*

> *„Es ist ja theoretisch noch möglich, da ja ‚nur' der Partner fehlt."*

> *„Nein, vielleicht eine Patchworkfamilie (Mann hat vielleicht Kinder)."*

Mit anderen über den Abschluss reden

Viele Menschen und Paare, die nach ihrem persönlichen Weg zu dem Entschluss kommen, dass sie vorhandene Möglichkeiten nicht weiter ausschöpfen möchten und dies kommunizieren, stoßen in ihrer Umgebung damit auf Unverständnis. Denn die oft verbreitete Meinung ist eben, dass jeder zu einem Kind kommen kann, wenn er es nur genug versucht und alles dafür macht. So wird das Bild geprägt, dass man sich nur genug anstrengen muss und es eine Leistung ist, ein Kind zu bekommen und Mutter oder Vater zu werden.

Dabei haben die befragten Menschen zu einem Großteil jahrelang aktiv den Kinderwunsch verfolgt, bis sie für sie persönlich zu dem Schluss kamen, dass sie dies beenden möchten. Es ist für die meisten ein langer, anstrengender Weg, der viel Kraft kostet. Als Zahl wurde in der Umfrage bis zu 30 Jahre genannt, dabei war die Suche nach dem richtigen Partner eingeschlossen. Aber viele Menschen gaben an, zwischen 10 und 20 Jahren in einer Partnerschaft aktiv mit den Versuchen verbracht zu haben, ein Kind zu bekommen. In diesen Jahren haben die meisten, die den Kinderwunsch aktiv verfolgt haben, enorme körperliche und psychische Strapazen auf sich genommen. Hormonelle Behandlungen und viele Arzttermine, Eizellentnahmen, Spermaabgaben, das Einsetzen von befruchteten Eizellen und im Anschluss die Enttäuschung, dass es wieder nicht funktioniert hat oder auch eine eingetretene Schwangerschaft und der anschließende Verlust des Kindes durch eine Fehl- oder Totgeburt gehen an die Substanz und erfordern Unmengen von Kraft. Dies verdeutlicht, wie lang und hart der Weg für viele Kinderlose war, aber auch, wie schwer es ist, den tiefsitzenden Wunsch loszulassen und sich zu entscheiden, die Strapazen nicht immer und immer wieder auf sich zu nehmen.

Von den 75 Menschen, die ich befragt habe, hat ein Großteil berichtet, dass ihr Umfeld mit Unverständnis reagiert hat, dass sie den Kinderwunsch nicht weiterverfolgen möchten – ganz unabhängig von den Gründen, die dazu geführt haben. Unter den Reaktionen war Unverständnis, Mitleid, Hinweise auf weitere Möglichkeiten, aber auch

Verständnis und Erleichterung. Erstaunlicherweise wurde mehrfach berichtet, dass gerade aus der eigenen Herkunftsfamilie auch Enttäuschung kommuniziert wurde und versucht wurde, die Betroffenen zu weiteren Möglichkeiten oder Versuchen zu überreden, die für sie selbst nicht infrage kamen. Dies verdeutlicht den Druck, der auf ungewollt Kinderlose häufig unmittelbar ausgeübt wird.

Unter den mehrfach genannten Reaktionen war auch, dass geäußert wird, es werde bestimmt klappen, wenn der Kinderwunsch aufgegeben werde und man nicht mehr dran denke. Dies impliziert auch ein Stück weit, dass derjenige selbst schuld ist, da er zu verkrampft und unentspannt an die Sache rangehe – was absoluter Quatsch und auch wissenschaftlich widerlegt ist. Fast jeder unfreiwillig kinderlose Mensch kennt die Geschichten über diese Wunder. Das mag in Einzelfällen stimmen, denn natürlich kommt es auch nach Jahren des vergeblichen Versuchens immer mal wieder zum Eintreten einer Schwangerschaft. Aber es gäbe nicht so viele ungewollt kinderlose Menschen, wenn dies der Normalfall wäre. Außerdem schürt es bei den Betroffenen wieder die Hoffnung, dass doch noch ein Wunder geschehen könnte und kann so das Loslassen nochmal erschweren – denn man klammert sich ja jahrelang an diese Hoffnung, dass man nur Geduld haben müsse und die wenigsten endgültig kinderlos bleiben und man selbst sicher nicht dazu gehört. Fast jeder kennt jemanden, bei dem es nach sehr langer Zeit und möglicherweise einigen Fehlgeburten doch noch geklappt hat. Aber jeder kennt auch jemanden, der ungewollt kinderlos ist – nur wird darüber dann eben nicht so viel gesprochen und vielleicht möchte man das in diesem Moment auch nicht sehen. Es gibt allerdings auch viele Menschen, die dies nur für sich als Paar beschließen und nicht nach außen kommunizieren. Einigen Menschen wurde glücklicherweise auch mit Mitgefühl, Empathie und Erleichterung begegnet.

Hier sind einige beispielhafte Antworten der Befragten auf die Frage, wie die Reaktionen darauf waren, den Kinderwunsch nicht weiterzuverfolgen, wenn dies kommuniziert wurde:

„Eine sehr enge Freundin sagte zu mir: ‚Nicht, dass du in ein paar Jahren dahockst und das Gefühl hast, nicht alles versucht zu haben, und du dann verbittert wirst.'"

„Ich verfolge auch wieder andere Ziele und ich merke zunehmend, dass eine Mutterschaft nicht das allein seligmachende Ding ist, das ich ihr immer zuschrieb. Ich erlaube mir, anders, als ich ursprünglich dachte, glücklich zu werden, und dies ist ein unglaublich spannender Prozess, in dem ich wahnsinnig viel über mich und über meine Beziehungen lerne. Augenscheinlich strahle ich dadurch seit einiger Zeit etwas anderes aus als Verlust, Traurigkeit, Scheitern, sodass meine Schwester kürzlich spontan meinte: ‚Ich habe meine Schwester wieder!' Auch Freundinnen spiegeln mir, dass sich etwas geändert hat – manchmal beschweren sie sich über ihre Kinder, über die ganze Arbeit, die sie mit ihrem Mutterdasein haben, als wäre ich eine Leidensgenossin, und vergessen regelrecht, dass sie ja mit der Frau sprechen, die ihnen die Mutterschaft doch einst so neidete. Manche verbalisieren dann ‚Irgendwas ist anders. So etwas hätte ich dir vor zwei, drei Jahren nie gesagt; da hätte ich mir eher auf die Zunge gebissen.' Ich schließe daraus, dass sich in mir ein Wandel vollzogen hat."

„Eine Kollegin, der es genauso geht, sagt immer: ‚Es geht vorbei, du kommst darüber weg.'"

„Es gab zum Beispiel Tipps, ich könne mich doch künstlich befruchten lassen oder ein Kind adoptieren."

„Teils, teils. Manche verstehen es, dass ich endlich weiterleben will. Andere sagen, sie würden weiterhin alles versuchen."

„Gemischt. Meine Mutter besteht auf eine künstliche Befruchtung mit fremdem Sperma, was ich aber ablehne. Damit kommt sie nicht zurecht."

„Teilweise Entsetzen (wie ich werde nie Oma werden) bis zu Verständnis und Erleichterung (waren schwere und anstrengende Zeiten)."

„Bedauern, aber keine weiteren Nachfragen."

„Irritiert. Man könnte doch noch so viel versuchen."

„Ständige Nachfrage, wann es endlich bei uns so weit ist. Ob wir Hilfe brauchen, um zu wissen, wie man überhaupt Kinder macht."
„Viele haben keine Kinder (mit Nennung von Beispielen im Verwandten-/Bekanntenkreis)."

„Gemischt. Teils verständnisvoll, teils bemitleidend, teils (aus der Familie) enttäuscht."

„Größtenteils: ‚Oh, wie schade.' Oder: ‚Das tut mir leid.' Im Fall einer mir eigentlich nahestehenden Person: ‚Eigentlich kann man heute sowieso keine Kinder mehr in die Welt setzen.'"

„‚Genau dann wird es funktionieren, wenn du nicht dran denkst' – sehr verletzend, denn demnach ist man ja selbst schuld, wenn man ungewollt kinderlos ist …"

„Mein Umfeld findet es gut, ich wäre jetzt eh zu alt … mich macht es noch immer traurig …"

„Leider reagierten Freunde zu oft belächelnd und nahmen mich nicht ernst. ‚Warte nur, wenn ihr es nicht mehr wollt, dann passiert es bestimmt.' Ist wahrscheinlich schwierig, da ich die Pille wieder nehme."
„Schweigen."

In vielen Gesprächen ist mir aufgefallen, dass Frauen, die mit dem Kinderwunsch für sich abgeschlossen haben, dennoch zwischendurch erwähnten, dass die Möglichkeit, schwanger zu werden, ja theoretisch immer noch bestünde – zumindest so lange, bis sie in den Wechseljahren seien. Das bedeutet natürlich, dass im Hinterkopf immer noch ein winziger Funken Hoffnung ist, obwohl das Thema bearbeitet und betrauert wurde von den entsprechenden Frauen. Deshalb habe ich in meiner Umfrage die Frauen gezielt danach gefragt, ob sie die Hoffnung auf ein Kind je ganz aufgegeben hätten. 27 Frauen (31 Prozent) haben diese Frage bejaht. Manche Frauen haben allerdings sogar Angst, dann doch noch schwanger zu werden. Die Auswahl der Antworten zeigt die unterschiedlichen Gefühle und Stadien der Akzeptanz bezüglich der Resthoffnung:

> *„Momentan weiß ich das glaub ich selber noch nicht genau. Eigentlich abgeschlossen, aber irgendwie auch nicht."*
>
> *„Eher abgefunden und lernen zu akzeptieren."*
>
> *„Ich habe eher Angst, jetzt mit 44 doch noch schwanger zu werden und wieder eine Fehlgeburt zu erleben. Denke daran, wieder zu verhüten."*
>
> *„Immer positiv denken. Ich gebe nicht auf."*
> *„Es ist ja theoretisch noch möglich, da ja ‚nur' der Partner fehlt."*
>
> *„Ja. Ich habe mich sterilisieren lassen."*
>
> *„Diese Hoffnung gab es nie. Ich erfuhr von meiner Unfruchtbarkeit, als ich 15 Jahre alt war."*
>
> *„Jein. Vielleicht wird es irgendwann eine weitere künstliche Befruchtung geben? Zum jetzigen Zeitpunkt nicht – aber was in 5 Jahren ist, wissen wir nicht."*
>
> *„Weder noch. Ich bin gerade dabei abzuschließen. Habe meine wiedergewonnene Freiheit sehr zu schätzen gelernt, wobei die Trauer noch nachhängt."*
>
> *„Höchstens irgendwann vielleicht mal Stiefkinder beziehungsweise -enkel."*
>
> *„Nein, vielleicht Patchworkfamilie (Mann hat vielleicht Kinder)."*

6 Mit der Trauer umgehen

Etwas nicht haben zu können, muss man lernen auszuhalten. Manche Menschen lernen das früh in kleineren Situationen, wie beispielsweise eine Prüfung nicht zu bestehen. Dabei handelt es sich aber in der Regel um Situationen, die wir zumindest teilweise steuern können, wenn wir zum Beispiel etwas lernen oder uns besonders anstrengen.

Kein Kind haben zu können, ist aber komplett anders. Wir laufen einfach vor eine Wand, gegen die wir nicht ankommen. Uns fehlt die Handhabe, wir können nicht selbstwirksam agieren. Wir fühlen uns ausgeliefert, hilflos, ungerecht behandelt und sind traurig, manchmal nahe an der Verzweiflung. Was bleibt und empfunden wird, ist Schmerz, eine Lücke. Die nicht ausgefüllte Stelle in unserem Leben kann sich riesengroß und düster anfühlen und sich über unser Leben legen wie ein dunkler Schleier. Nicht wenige Menschen fallen in eine depressive Episode. Sie sind traurig. Und das zu Recht. Denn es fehlt ihnen etwas, das sie sich sehnlichst, aus ganzem Herzen herbeisehen. Diese Trauer ist real und will gefühlt werden.

Unterschiedliche Trauerphasen

Die Trauer um den unerfüllten Kinderwunsch betrifft sowohl Paare als auch alleinstehende Männer und Frauen. Sie kann sogar erst bei älteren Menschen auftreten, denen später erst klar wird, dass sie gerne ein Kind gehabt hätten. Es ist hilfreich zu wissen, dass Trauer in mehreren Phasen verläuft, die individuell unterschiedlich ausgeprägt sein können, zeitlich variieren oder auch parallel ablaufen können. Außerdem kann es Rückfälle geben und in allen Trauerphasen kann auch immer mal wieder der Schmerz sehr präsent sein, gerade wenn noch andere

Dinge in unserem Leben passieren, die uns zusätzlich beeinträchtigen.

Bei Paaren kann es sein, dass sie sich in unterschiedlichen Phasen befinden. Dann hilft das Wissen um die verschiedenen Phasen, miteinander umzugehen und zu respektieren, dass der Partner ein anderes Tempo hat als man selbst. Alle betroffenen Menschen müssen durch diesen Prozess durch und jeder hat dabei seine eigene Geschwindigkeit. Frauen benötigen öfter eine ausgiebigere emotionale Phase als Männer. Allerdings haben Männer oft auch das Gefühl, ein Gegengewicht zu ihrer Partnerin bilden zu müssen, die in der emotionalen Phase steckt. Die Gefahr ist dann, dass sie den starken Part darstellen wollen, obwohl sie auch noch in der emotionalen Phase stecken, aber dies überspielen, also verdrängen. Männer erleben aber oft auch eine kürzere emotionale Phase, da sie eher dazu neigen, sich voller Tatendrang in Aktion zu stürzen und sich besser fühlen, wenn sie was tun können, also beispielsweise Pläne schmieden, wie es weitergehen soll.

Das Wissen über die verschiedenen Trauerphasen kann helfen, damit deutlich besser umgehen zu können. In der emotionalen Phase kann man so beispielsweise den Schmerz zulassen, Gespräche mit engen Freunden suchen und Unterstützung annehmen. Für Paare ist dieses Wissen auch wichtig, um zu verstehen, dass jeder die Phasen anders und für sich durchläuft. Die Qualität einer Beziehung, wie das Paar die Trauer um den unerfüllten Kinderwunsch übersteht, wird davon bestimmt, wie stark sie aufeinander eingehen und gegenseitig Rücksicht nehmen und sich Unterstützung bieten können.

Die Trauerphasen werden nach der Schweizer Psychologin Verena Kast folgendermaßen eingeteilt und wurden inhaltlich von mir auf die Trauer bei Kinderwunsch angepasst:

1. **Phase des Nicht-wahrhaben-Wollens:** In dieser Phase verleugnen Betroffene die Realität und überlegen, dass es sich um einen Irrtum handeln könnte und ob es nicht noch andere Möglichkeiten gibt. Sie wirken relativ emotionslos, aber ihre Gefühle sind nur erstarrt und sie fühlen sich oft leer oder innerlich tot.
2. **Phase der aufbrechenden Emotionen:** In dieser Phase kommt die Wut. Betroffene sind wütend, ohnmächtig und suchen einen

Schuldigen. Die aufbrechenden Gefühle sind wichtig, Betroffene sehr emotional und brauchen jemanden, der ihnen zuhört, aber nicht be- oder verurteilt.

3. **Phase des Suchens und Sich-Trennens:** In dieser Phase wird reflektiert, was der Kinderwunsch bedeutet hat, wer man ist und was man will. Der Kinderwunsch wird langsam wirklich losgelassen. In dieser Phase kann es noch auf und ab gehen und es können immer mal wieder Verzweiflung und Depression auftreten. Aber langsam werden neue Möglichkeiten im Leben sichtbar.
4. **Phase des neuen Selbst- und Weltbezugs:** Selbstvertrauen und Selbstachtung kehren zurück und an die Stelle des Kinderwunschs kann etwas anderes treten. Neue Lebensmuster können nun entstehen.

Natürlich gibt es Unterschiede zu der Trauer um einen realen Menschen, der gestorben ist. Denn es betrifft die eigene Körperlichkeit und es gibt kein Grab, keine Beerdigung. Das Abschiednehmen bezieht sich auf unser eigenes Leben und die eigene Selbstbestimmung, die in diesem Fall nicht gelebt werden kann.

Es hilft den meisten Menschen also nicht, sich zu sagen, dass es nun mal so ist und akzeptiert werden muss. Der allererste Schritt zur Bewältigung und Akzeptanz eines unerfüllten Kinderwunschs ist die Trauer und das Spüren und Aushalten der eigenen Gefühle. Die Trauer um ein nie da gewesenes Kind, ein Kind, das herbeigesehnt, aber nie geboren wurde. Vielen Menschen fällt es erst mal schwer, dies überhaupt als Situation für Trauer zu sehen. Aber es ist ein elementares, tiefes Gefühl und es hat seine Berechtigung. Wir dürfen traurig sein, weinen und uns selbst trösten oder auch trösten lassen. Es ist gemein, ungerecht und nicht zu verstehen. Aber irgendwann ist der Punkt erreicht, wo immer klarer wird, dass es dabei bleiben wird. Dann möchte die Trauer gespürt werden. Sie muss genauso akzeptiert werden, wie die Situation selbst akzeptiert werden muss. Und wir müssen uns klarmachen, dass uns diese Trauer begleiten wird. Sie wird als akutes Gefühl vergehen. Nach einer Trauerphase wird sich der Blick nach vorne richten und es werden neue Wege sichtbar werden. Aber die Lücke bleibt. Das bedeutet, dass uns diese schmerzhafte Lücke immer mal wieder im Leben bewusst werden wird. Es wird immer wieder zu Situationen kommen, in denen wir damit konfrontiert werden, dass es diese Lücke gibt. Dann kann auch die Trauer immer mal wieder anklopfen und schmerzhaft sein. Beispielsweise dann, wenn die Kinder von Freunden und Bekannten eingeschult werden oder ähnliche Situationen, wo wir glücklich strahlende und stolze Eltern sehen. Oder wenn unsere Freunde und Bekannte eines Tages möglicherweise stolze Großeltern werden und wir auch diese Situation wieder nicht erleben dürfen. Oder wenn bei Frauen schlussendlich die Menopause eintritt und uns nochmals schmerzlich bewusst wird, dass nun wirklich auch die letzte Chance vorbei ist.

Dann wird es uns aber immer helfen, wenn wir für uns akzeptiert haben, dass wir mit der Trauer leben, auch wenn sie glücklicherweise nicht dauerpräsent ist. Es ist und bleibt eine Lücke, die wir nicht einfach ausstopfen oder wegdrücken können und sollen. Es ist unsere Wunde, die wir mit uns herumtragen und die immer verletzlich bleiben wird. Unser wunder Punkt. Aber je besser wir ihn bereits betrauert haben und je offener wir damit umgehen und es uns selbst klar ist, dass es unser wunder Punkt ist, umso besser werden wir ihn bewältigen und mit ihm umgehen können.

Manche Männer haben mir berichtet, dass sie, wenn sie in der Stadt einen Vater mit seinem Kind an der Hand sehen, Tränen in den Augen haben. Manche Frauen können kaum aushalten, Schwangere zu sehen. Das kann auch an manchen Tagen besser und an manchen schlechter sein – je nach eigener emotionaler Verfassung. Es kann außerdem nur phasenweise auftreten oder ein dauerhafter Zustand sein. Denn Menschen sind unterschiedlich und erleben ihre Emotionen unterschiedlich. Je besser man sich selbst kennt, desto besser kann man mit diesen Situationen umgehen oder sie eben meiden. Wir müssen nicht stark sein und alles aushalten. Wir dürfen uns selbst schützen und akzeptieren, wie wir sind.

Diese schmerzlichen Situationen erleben nicht nur Paare nach einer Phase, in der der Kinderwunsch aktiv verfolgt wurde, so. Sie werden auch von alleinstehenden Männern und Frauen berichtet, die aus verschiedenen Gründen keine Kinder haben, obwohl sie sich welche gewünscht hätten.

Trauer als Energielieferant für Neuausrichtung

Trauer lähmt uns erst mal und lässt uns in der Situation verharren. Aber anders als oft vermutet wird, kann diese Phase erst mal durchlebt werden und setzt schließlich neue Energien frei. Eine gut durchlebte Trauerphase führt dazu, dass wir uns mit dem Thema beschäftigen, es spüren, von vielen Seiten betrachten. So kommen wir schließlich dahin, neue Möglichkeiten zu sehen und Potentiale zur Neuausrichtung zu entwickeln. Je weniger die Trauer zugelassen wird, desto eher wird sie uns immer mal wieder einholen und uns zum Fallen bringen. Ist sie gut durchlebt und der Trauerprozess auf gesunde Art erlebt worden, mobilisiert dies schlussendlich neue Kräfte.

Gefühle sind gut

Manche Menschen versuchen, den Schmerz, den die ungewollte Kinderlosigkeit verursacht, zu verdrängen. Gerade sehr rationale Menschen versuchen den Gefühlen manchmal auszuweichen, um die Situation zu kontrollieren und den Alltag bewältigen zu können. Doch diese rationale Vorgehensweise ist auf Dauer meistens nicht gesund. Emotionen wollen in der Regel gespürt werden und sind gesund – auch wenn wir Menschen sie manchmal als unangenehm und negativ empfinden und wir sie lieber nicht spüren wollen. Wut und Eifersucht beispielsweise sind Gefühle, die elementar für unser Überleben sind. Wir können daraus Kraft schöpfen und uns weiterentwickeln. Lassen wir diese Gefühle nicht zu, können sie uns in der Tiefe blockieren. Gefühle, die nicht zugelassen werden, aber da sind, suchen sich immer irgendwann andere Wege, wahrgenommen zu werden. Das kann beispielsweise auf einer körperlichen Ebene stattfinden (psychosomatisch) oder schlimmstenfalls in einer Depression münden. Deshalb ist das Ausleben und Aushalten der Gefühle sehr sinnvoll.

Manche Menschen versuchen den Schmerz mit Bewältigungsstrategien zu verdrängen. Sie stürzen sich zum Beispiel in Arbeit, um die Lücke zu füllen. Am Arbeitsplatz ist man dann beispielsweise der Letzte, der geht, denn schließlich hat man ja Zeit und nimmt Rücksicht auf die Kollegen, die Kinder haben, und übernimmt deshalb vordergründig gerne zusätzliche Aufgaben, die andere nicht schaffen. Auch das ist keine gesunde Lösung, denn der Schmerz lässt sich sowieso immer nur zeitweise verdrängen und kommt dann angefragt an anderer Stelle zurück. Außerdem kann es sein, dass man sich durch ein solches Verhalten noch stärker zurückgesetzt und benachteiligt fühlt, weil man keine Kinder hat – dabei hat man sich selbst in die Situation gebracht. Deshalb noch mal: Vor dem Schmerz kann niemand davonlaufen – egal, wie er es versucht.

Um die Gefühle der Trauer auszuleben, kann es sinnvoll sein, sich für einige Zeit zurückzuziehen und eine Atempause zu verschaffen, wenn das Bedürfnis danach besteht. Das kann vor allem dann helfen, wenn die ständige Konfrontation im Außen mit Schwangeren und Kindern gegeben ist und man dem Ganzen vorübergehend aus dem Weg gehen möchte. Während der Zeit des Rückzugs darf man erst mal die Trauer spüren, weinen und sich dem Schmerz hingeben. Es können persönliche Rückzugsorte gesucht werden, an denen man seinen Gefühlen freien Lauf lassen kann. Für manche Menschen ist beispielsweise ein Friedhof oder ein ruhiger Park ein solcher Ort. Ein sehr wichtiger Punkt dabei ist, dass die eigenen Gefühle – egal welcher Art – akzeptiert werden und in Ordnung sind. Es ist absolut in Ordnung, eine Zeit keine Schwangeren sehen zu können, weil es Neid und Eifersucht hervorruft. Es ist auch in Ordnung, enttäuscht zu sein, dass das Leben so ungerecht ist und wir uns so hilflos fühlen. Es ist ebenfalls in Ordnung, sich für eine Zeit lang zurückzuziehen und der Trauer den Raum zu geben, den sie benötigt, und sich eine Weile auch von der Trauer leiten zu lassen.

In dieser Zeit kann es sehr hilfreich sein, sich konkret mit dem Thema auseinanderzusetzen. So kann das Lesen von Blogs oder Hören von Podcasts zum Thema einerseits das Gefühl vermitteln, nicht alleine zu sein, und uns anderseits klarmachen, dass alle unsere Gefühle normal sind und auch von anderen Betroffenen erlebt werden. Natürlich können in diesem Zusammenhang auch Gespräche mit dem Partner/der Partnerin oder anderen Betroffenen helfen. Vielleicht gibt es im Bekanntenkreis eine Freundin oder einen Freund, die oder der auch das Thema des unerfüllten Kinderwunschs mit sich herumschleppt und mit der oder dem man sich austauschen kann und wo man verstanden wird mit all seinen Gefühlen. Manchen Menschen hilft auch eine intellektuelle Auseinandersetzung mit den Themen Kinderwunsch und Mutterschaft, um zu verstehen, was in ihnen vorgeht. Das ist gerade für eher rationale Menschen sinnvoll, wobei darüber wieder nicht vergessen werden sollte, sich dem Thema zusätzlich auch emotional zu nähern und den Gefühlen dazu freien Lauf zu lassen. In der Zeit des Rückzugs ist es sehr empfehlenswert, das eigene Leben etwas zu entschleunigen. Dabei sollten Körper und Seele entschleunigen dürfen. Denn die Zeit des aktiven Kinderwunschs hat meistens sehr viel Kraft gekostet – und zwar auf verschiedenen Ebenen. Es ist in der Zeit des Rückzugs also auch Zeit, auszuruhen und diese Kraftreserven wieder aufzufüllen.

Für manche Menschen kann es sinnvoll sein, die Trauerarbeit mithilfe von psychologischer Unterstützung anzugehen, um danach wieder in das Leben eintauchen zu können und das Thema bewältigen zu lernen. Gerade wenn man spürt, dass man in der Trauer stecken bleibt oder so tief in eine depressive Phase gerät, dass man das Gefühl hat, dies alleine nicht zu schaffen, sollte unbedingt professionelle Unterstützung gesucht werden.

Durch die Trauer wird jeder früher oder später an den Punkt kommen, sich neu ausrichten zu wollen. Wie lange der Trauerprozess dauert, kann dabei sehr individuell sein. Es gibt kein falsch und kein richtig, kein Normmaß für Trauer. Jeder Betroffene erlebt sie auf seine Art und muss für sich selbst seinen persönlichen Weg finden, sich mit ihr auseinanderzusetzen. Aber am Ende der Trauer werden wie Sonnenstrahlen nach einem Gewitter Lichtblicke erscheinen, die neue Möglichkeiten zeigen und uns unsere Energie in neue Wege leiten lassen. Dieser Weg führt jedoch nur durch die Trauer hindurch und geht nicht an ihr vorbei. Irgendwann wandelt sich die Trauer dann in Bedauern und idealerweise können wir uns schließlich voller Mitgefühl für uns selbst sagen: „Wie schade, dass ich keine Kinder bekommen habe."

Schuld- und Versagensgefühle

Aufgrund des oft vorhandenen, bereits beschriebenen Leistungsdenkens, welches auch in Bezug auf das Erfüllen eines Kinderwunschs oft vorherrscht, kommt es bei den meisten Menschen mit einem nicht erfüllten Kinderwunsch sehr häufig zu Schuld- und Versagensgefühlen. Diese gehen oft Hand in Hand mit der Trauer. Viele Männer und Frauen, bei denen sich eine ersehnte Schwangerschaft nicht einstellt, fragen sich, was sie falsch gemacht haben und warum es gerade sie trifft. Es ist ein Weg bei der Bewältigung der Trauer, zu erkennen, dass niemanden eine Schuld trifft. Jede Art von Anstrengung, die wir auf uns nehmen, damit sich unser Kinderwunsch erfüllen mag, ist nicht hilfreich. Es ist ebenfalls ein Teil der Verarbeitung, zu erkennen, dass deshalb auch kein persönliches Versagen vorliegt, da es außerhalb unseres Wirkungskreises liegt.

Erstaunlicherweise können bei Alleinstehenden, die keine Partner finden, mit dem sie den Kinderwunsch ausleben könnten, die Versagensgefühle noch deutlich schlimmer sein. Menschen, die aus diversen anderen Gründen kein Kind haben können, kennen ebenfalls Schuld- und Versagensgefühle. Sie gaben in meiner Umfrage oft an, das Gefühl zu haben, keinen Beitrag zur Gesellschaft zu leisten. Dies spiegelt leider auch das wider, was Menschen gegenüber Kinderlosen oft äußern. Das ist natürlich Quatsch, denn ein Beitrag zur Gesellschaft kann auf vielerlei Art geleistet werden. Wenn das Bekommen eines Kindes der einzige Beitrag ist, den ein Mensch zur Gesellschaft beiträgt, dann ist das genau betrachtet wenig rühmlich.

Schuld- und Versagensgefühle können also von außen suggeriert werden. Diese müssen wir lernen, an uns abprallen zu lassen und uns nicht mit solchen Denkweisen zu identifizieren. Allerdings müssen wir möglicherweise auch an unseren eigenen Denkmustern arbeiten und versuchen, sie zu verändern. Denn diese Gefühle können auch aus uns selbst kommen, aufgrund unserer Erziehung, Prägung oder Erfahrungen. Dann ist es oft deutlich schwerer, ihnen angemessen zu begegnen. Wir können uns bewusst machen, wie wir denken, was unsere Muster und Vorstellungen sind und versuchen, diese gedanklich zu verändern und aufzulösen. Bei manchen Menschen können diese unterbewussten Vorstellungen so stark sein, dass es sinnvoll sein kann, sich zur Bewältigung professionelle Unterstützung in Form einer tiefenpsychologisch fundierten Psychotherapie zu holen. Laut Experten benötigen 15 bis 20 Prozent der ungewollt kinderlosen Männer und Frauen professionelle Hilfe bei der Bewältigung.

Weiblichkeit/Männlichkeit = Fruchtbarkeit?

Männer und Frauen, die aufgrund medizinischer Indikationen kein Kind bekommen können, haben die körperliche Ursache als Grund. Dies führt dazu, dass sie sich häufig nicht als vollständiger Mann oder als vollständige Frau fühlen. Männlichkeit oder Weiblichkeit wird in den Köpfen oft mit Fruchtbarkeit gleichgesetzt. Das ist teilweise gesellschaftlich oder durch die Erziehung und damit verbundene Rollenbilder geprägt. Wir müssen die Vorstellungen über Männer und Frauen in unseren Köpfen dann neu überdenken und möglicherweise sogar für uns selbst neu definieren.

Männer, die kein Kind zeugen können, haben des Öfteren davon berichtet, dass Bekannte, denen sie sich vertrauensvoll geöffnet haben, mit dummen Sprüchen wie „Soll ich euch mal helfen oder zeigen wie es geht?“ konfrontiert werden. Das verletzt das Gefühl der Männlichkeit, wenngleich die Aussagen dumm und übergriffig sind und meist unbedacht getätigt werden. Gerade Männer leider aber häufig unter ihrem gefühlten Versagen, vielleicht weil sie in unserer Gesellschaft häufiger noch stärker als Frauen auf Leistung konditioniert sind und sich selbst daran messen. Außerdem fühlen sie sich oft in ihrer Männlichkeit gekränkt, denn Potenz und Zeugungskraft gelten für viele als die Symbole von Männlichkeit schlechthin.

Gesellschaftlich ist es so, dass immer noch häufig die Rede davon ist, dass Männer darauf hinarbeiten, eine Familie ernähren zu können. In manchen Kulturen stehen die Zahl der Kinder und leider auch das Geschlecht der Kinder für Manneskraft. Auch wenn das bei uns nicht offensichtlich so ist, so hat es doch oft Einfluss auf das eigene Denken und ist nicht unbedeutend. Auch bei uns erleben Männer durch die Vaterrolle, dass sie an Akzeptanz und Männlichkeit dazugewinnen. Für Männer, die unfruchtbar sind oder aus anderen Gründen keine Kinder haben können, kann dies deshalb auch massive psychische Auswirkungen haben. Es kann dazu kommen, dass sie an ihrer Männlichkeit und ihrem Lebenssinn zweifeln und deshalb zeitweise auch Erektionsprobleme oder eine verminderte Libido auftreten. Auch das Bild der Männlichkeit muss dann neu definiert und eine neue Rolle gefunden werden.

Bei Frauen ist es oft nicht anders. Sie fühlen sich minderwertig, weil sie ihrem Mann kein Kind „schenken" können, wie es in romantischen Vorstellungen vorherrscht. Außerdem prägt das weibliche Rollenbild die Vorstellung einer umsorgenden, liebenden Mutter. Eine Frau, die Mutter ist, ist sozial akzeptiert und beweist ihre sozialen Fähigkeiten. Das Muttersein ist sozusagen die elementare Aufgabe der Frau. Vielleicht kommt es daher, dass Frauen ohne Kinder oftmals als egoistisch und nicht sozial kompatibel angesehen werden – zumindest auf den ersten, oberflächlichen Blick. Auf der körperlichen Ebene wird bei vielen Frauen das Vertrauen in den eigenen Körper stark erschüttert, wenn er nicht so funktioniert, wie er eigentlich soll. Die Weiblichkeit wird angekratzt, wenn die Funktion des Kinderkriegens nicht vorhanden ist.

Die Unfruchtbarkeit ist aber selbstverständlich weder ein Maß für Weiblichkeit noch für Männlichkeit.

Kinder und Familiengeschichte

Wenn das Thema des unerfüllten Kinderwunschs bewältigt werden muss, kann es hilfreich sein, sich auch die eigene Familiengeschichte einmal genauer anzusehen. Manchmal gibt es Muster, die sich innerhalb einer Familie wiederholen und die durchbrochen werden können. War das Thema „Stammhalter“ schon immer ein besonders großes in der Familie? Gibt es etwas, das durch den eigenen Wunsch nach Kindern neutralisiert oder wiedergutgemacht werden soll? In der Familiengeschichte finden sich oft Hinweise darauf, dass die Themen Männlichkeit und Weiblichkeit irgendwie besonders waren. Für den eigenen Umgang mit diesen Themen kann es durchaus hilfreich sein, diese Strukturen zu erkennen und möglicherweise auch bewusst zu durchbrechen. Dabei sollte auch an früh verstorbene oder beinah vergessene Familienmitglieder gedacht werden. Möglicherweise kann auch eine Familienaufstellung hier für Betroffene Klarheit bringen, unterstützen und hilfreich sein.

Schamgefühle

Scham ist ein weiteres Gefühl, das mit Trauer einhergehen kann. Aus der Scham kann resultieren, dass die eigene Trauer als nicht angemessen eingestuft oder versteckt wird. Beides hilft nicht, die Trauer zu bewältigen. Scham in Bezug auf den unerfüllten Kinderwunsch ist verbreitet, aber unangebracht. Niemand kann etwas dafür, dass sich der Wunsch nicht erfüllt hat. Wir müssen uns nicht schämen, wenn sich unsere Träume nicht erfüllen. Wir dürfen traurig darüber sein, aber wir müssen uns definitiv nicht dafür schämen.

Tipps zur Bewältigung der Trauer

Trauer in anderen Bereichen wird oft mithilfe von Ritualen bewältigt. Das kann auch bei der Trauerbewältigung um den unerfüllten Kinderwunsch hilfreich sein. So kann eine Zeremonie helfen, den Wunsch zu begraben, um ihn sichtbar abzuschließen und ihm einen Raum zu geben. Wie diese Zeremonie aussehen kann, ist sehr unterschiedlich (siehe Kasten). Selbstverständlich kann das für sich alleine, auch mit engen Freunden oder der Familie oder als Paar zusammen durchgeführt werden.

Ideen für symbolische Möglichkeiten, sich von dem Kind, das nie geboren wurde, zu verabschieden:

- eine Kerze abbrennen
- einen Brief an das nie geborene Kind schreiben
- alle Dinge, die mit dem Kinderwunsch zu tun haben, in eine Kiste packen und diese an einen Ort legen, an dem man nicht dauernd damit konfrontiert wird, aber sie dennoch bei Bedarf hervorholen kann
- eine Puppe kaufen oder selbst machen, die für das nie dagewesene Kind steht
- einen Baum pflanzen
- Steine bemalen, die für jedes gewünschte, aber nicht vorhandene Kind stehen, und zum Beispiel im Garten vergraben

Diese Rituale stehen im wahrsten Sinne des Wortes dafür, diesen Wunsch zu begraben. Für Paare, die bereits einen langen Kinderwunschweg hinter sich haben, ist es sinnvoll, nicht nur symbolisch abzuschließen, sondern sich ein zeitliches Ende zu setzen, nach dem beispielsweise keine weiteren Versuche der künstlichen Befruchtung durchgeführt werden und verhütet wird – auch wenn es sinnlos zu sein scheint. Denn ansonsten leben die Betroffenen mit der geheimen Hoffnung weiter. Denn: Nahezu alle befragten Frauen sagten aus, dass sie die Hoffnung auf ein Kind nie ganz aufgegeben hätten – so absurd es auch aufgrund der verschiedenen Gründe auch ist oder war. Sogar Frauen, die bereits in den Wechseljahren sind oder sie bereits hinter sich haben, hegen oft insgeheim diesen Wunsch weiter. Es scheint also extrem schwer zu sein, diesen Wunsch abschließend loszulassen. Umso wichtiger ist es, bewusst ein Ende zu setzen, die Trauerarbeit aushalten und zur Akzeptanz der Situation zu kommen. Man weiß, dass Menschen, die den Kinderwunsch aktiv beenden statt immer weiterlaufen lassen, dauerhaft deutlich leichter damit zurechtkommen. Sich für Verhütung oder eine Sterilisation zu entscheiden, ist eine sehr selbstbestimmte Entscheidung, die Betroffenen das Gefühl zurückgeben kann, die Fäden für ihr Leben selbst in der Hand zu halten.

Tagebuch schreiben

Es kann sehr hilfreich sein, seine Gefühle aller Art in ein Trauertagebuch zu schreiben. So beschäftigt man sich einerseits mit dem vorhandenen Schmerz und andererseits fasst man seine Gedanken und Gefühle in Worte und wird sie los. Im Tagebuch können alle Gefühle ungefiltert, egal wie verwerflich sie uns vorkommen, niedergeschrieben werden. Auch alle wirren Gedanken, die in unserem Kopf kreisen, können zu Papier gebracht werden. Wenn die Trauerphase vorbei ist, kann das Buch an einen Ort gepackt werden, an dem es nicht dauernd zugänglich ist, zum Beispiel mit den weggepackten Dingen, die mit dem Kinderwunsch zu tun haben. Dann kann es später in Zeiten, nach denen uns danach ist, uns mit den Gefühlen bezüglich des unerfüllten Kinderwunschs zu konfrontieren, bei Bedarf herausgeholt werden und „nachgefühlt" werden, aber wir sind nicht dauerhaft mit diesen Gefühlen konfrontiert.

Kinderfrei statt kinderlos

Der Sinn und Zweck von Trauer ist es, etwas zu beweinen und gehen lassen zu können, um schlussendlich Raum für etwas Neues zu schaffen. Eine Neuorientierung kann nach einer durchlebten Trauer stattfinden. Dabei helfen kann ein Perspektivwechsel: Was, wenn wir uns selbst nicht als kinderlos, sondern als kinderfrei betrachten? In der Phase der aktiven Trauer scheint dies erst mal absurd und vielleicht sogar verwerflich zu klingen. Aber es meint mitnichten, dass wir Kinderhaben als negativ betrachten, sondern dass wir unsere eigene Perspektive ändern und den Blick nach vorne richten sollten. Dann können wir langsam lernen, das zu sehen, was wir in unserem Leben haben und was unser Leben reich macht, statt immer wieder dem nachzutrauern, was wir nicht haben. Sehr hilfreich kann dabei auch sein, ein Dankbarkeitstagebuch zu führen, in dem man jeden Abend drei Dinge notiert, für die man an diesem Tag dankbar war. Es kann den Fokus auf das eigene Leben und die guten Dinge darin richten.

Glücklich durch Kinder?

Viele Menschen denken, dass Kinder der Sinn des Lebens sind. Ich möchte hier keinesfalls die große Sinnfrage diskutieren, deren Beantwortung allein ein ganzes Buch füllen könnte und die letztendlich jeder für sich selbst beantworten muss oder auch nicht.

Eins ist jedoch sicher: Kinder machen nicht den Sinn des Lebens aus und können unserem Leben auch keinen Sinn geben. Das müssen wir schon selbst machen. Welche große Aufgabe würden wir dem Kind sonst auch auflasten? Das, was wir in Kindern sehen, nämlich beispielsweise das Weitergeben von Liebe und Kraft, das Hinterlassen von Spuren, können wir auch auf andere Art und Weise tun. Nach getaner Trauerarbeit ist der beste Weg, um im eigenen Leben wieder nach vorne schauen zu können, genau dafür andere Möglichkeiten der Verwirklichung zu finden.

Lebensglück hängt vielen Studien zufolge nicht von Kindern ab. Weltweit sind laut verschiedenen Studien Kinderlose sogar glücklicher als Menschen, die Kinder haben. Und am glücklichsten sind demnach erstaunlicherweise alleinstehende, kinderlose Frauen.

Egal, was man von diesen Studien hält, Fakt ist: Kinder machen Menschen nicht zwangsweise glücklicher. Kinder großzuziehen kann auch unglücklicher machen. Eltern müssen sich mehr Gedanken um das Geld machen, haben also oft mehr finanzielle Sorgen und haben eindeutig weniger Zeit für sich selbst. Alleinerziehende leben häufiger an der Armutsgrenze. Außerdem können Kinder die Partnerschaft belasten – was mit steigender Kinderzahl sogar belegt ist. Es werden mehr Ehen, in denen es Kinder gibt, geschieden als Ehen, die kinderlos sind.

Vielleicht können wir einfach festhalten, dass Kinder zumindest nicht automatisch und dauerhaft glücklich machen – realistisch betrachtet beneidet uns unsere Freundin mit Kindern sicher auch so manches Mal um unsere Zeit, Dinge für uns tun zu können, so wie wir sie um ihre Kinder beneiden. Jede Situation beinhaltet Positives und Negatives – wir müssen uns nur erlauben, uns das einzugestehen und es zu sehen.

7 Wege des Umgangs mit der Kinderlosigkeit

Die Trauerarbeit um den nicht erfüllten Kinderwunsch ist ein Prozess, den jeder einzelne Betroffene für sich und auf die für ihn richtige Art durchleben muss. Es gibt leider nicht den ultimativen Tipp, wie man dies bewältigen kann, denn so wie die Menschen unterschiedlich sind, so hilft auch jedem etwas anderes. Deshalb ist es wichtig, sich auf das Thema einzulassen, einen Zugang zu sich selbst zu finden und so den individuellen Weg zu gehen. Am Ende muss schließlich jeder für sich einen Umgang mit dem Thema finden. So wie jeder Mensch seine eigene Art und Weise hat, zu trauern, so kann es auch viele verschiedene Arten des Umgangs mit der Kinderlosigkeit im weiteren Leben geben. Allerdings ist eines sicher: Wir können dem Thema nicht dauerhaft entfliehen, denn wir werden ständig damit konfrontiert. Deswegen müssen wir einen Umgang damit und mit verschiedenen, für uns schwierigen Situationen finden. Denn einen Umgang mit dem unerfüllten Kinderwunsch zu finden, heißt nicht, darüber hinwegzukommen, sondern zu lernen, damit gut zu leben. Alle Ideen und Tipps, die hier aufgezeigt werden, sollen nur Anregungen sein, um den eigenen Weg zu finden und ihn für sich selbst bestmöglich zu bewältigen.

Warum ich?

Die Frage nach dem Warum quält sehr viele Menschen, die von unerfülltem Kinderwunsch betroffen sind. Darauf gibt es keine Antwort und ja, es ist ungerecht und man fühlt sich wahnsinnig hilflos. Denn die Erfüllung dieses übermächtigen Wunsches hat wie schon beschrieben nichts mit Anstrengung und Leistung zu tun. Wenn wir uns das bewusst machen und immer wieder vorsagen, kann uns das helfen,

Schuld- und Versagensgefühle loszulassen. Wir können aber zusätzlich auch versuchen, diese Energie aus dem Bereich, in dem wir nichts tun können, in Bereiche, in denen wir etwas tun können, umzuleiten. Das kann beispielsweise ein Hobby, der Beruf, die Partnerschaft oder ehrenamtliches Engagement sein – wenn wir dazu bereit sind. Wichtig ist dabei aber, sich nicht zu früh in solche Aktivitäten zu stürzen, da sonst auch wieder der Schmerz nur verdrängt wird und wir vor unserer eigenen Trauer weglaufen.

Sich mit dem eigenen Körper aussöhnen

Dieser Punkt betrifft vor allem Frauen, aber auch Männer, die das Gefühl haben, dass ihr Körper nicht so funktioniert hat, wie er sollte. Bei manchen Menschen kann sich sogar ein starker Selbsthass entwickeln, der den Zugang zum eigenen Körper blockiert. Doch unser Körper muss gut behandelt und gepflegt werden und sollte idealerweise im Einklang mit der Psyche stehen. Deshalb ist es sinnvoll, wieder gute Körpererfahrungen zu machen und sich gut zu behandeln. Dabei können Meditation und Entspannungstechniken helfen. So kann langsam wieder Zugang zum eigenen Körper gefunden werden. Meditation ist zudem ein hilfreiches Werkzeug, um Zugang zu den eigenen Gefühlen zu bekommen. Gerade für Menschen, die das Gefühl haben, nicht in gutem Kontakt mit ihren Gefühlen zu stehen, kann regelmäßige Meditation sinnvoll sein, um einen Zugang zu sich selbst zu bekommen. Außerdem kann es helfen, das Gedankenkarussell anzuhalten, ruhiger zu werden und inneren Frieden zu finden. Meditation wird am besten täglich ausgeführt. Durch das regelmäßige Üben trainiert man die Fähigkeit, gelassener zu bleiben und emotional ausgeglichener zu sein.

Auch ein Tag in der Sauna oder eine Massage kann den Körper verwöhnen. Außerdem kann Sport Wunder bewirken, um wieder positive Erfahrungen mit dem eigenen Körper zu machen. Regelmäßige Bewegung tut dem Körper gut und wirkt zudem Depressionen entgegen.

Zur Aussöhnung mit dem eigenen Körper gehört auch, die Weiblichkeit beziehungsweise Männlichkeit wieder zu erleben. Wenn ein

Mensch nicht Mutter oder Vater wird, kann das an dem Gefühl der Weiblichkeit beziehungsweise Männlichkeit nagen. Aber Mutter- oder Vatergefühle können auch ohne Kinder ausgelebt werden, wenn man das möchte. Die Fürsorge kann sich auf andere Menschen oder Projekte richten. Um sich mit der eigenen Geschlechterrolle auseinanderzusetzen, gibt es auch andere Möglichkeiten: Spezielle Männer- und Frauengruppen beschäftigen sich beispielsweise mit der Identifikation und Neudefinierung von Geschlechterrollen in unserer Zeit. Sich mit dem eigenen Körper auszusöhnen, scheint besonders wichtig für Frauen zu sein, die Weiblichkeit unbewusst bisher sehr stark an Mutterschaft geknüpft hatten.

Sich um sich selbst kümmern

Es ist absolut in Ordnung, sich eine Zeit lang mal nur um sich zu kümmern und das zu machen, was einem selbst guttut. Das ist nicht egoistisch, sondern gesunde Selbstfürsorge. Dabei sollten Dinge berücksichtigt werden, die Körper und Seele verwöhnen. Einfach mal die Seele baumeln lassen, keine Pflichttermine absolvieren und nur mit Menschen Kontakt aufnehmen, die uns gut behandeln und verstehen. Konzentrieren wir uns eine Weile mal nur auf uns selbst und unsere Gefühle, um uns auszusöhnen mit der Situation. Das ist nicht egoistisch, sondern gesunde Selbstfürsorge.

Vielleicht hilft folgender Gedanke, um zu einer gesunden Selbstfürsorge zu gelangen: Jetzt ist die Zeit gekommen, sich selbst so zu umsorgen, wie wir unser Kind umsorgt hätten, wenn es ihm schlecht gegangen wäre. In dieser Zeit können wir auch neue Sachen ausprobieren, für die wir sonst keine Zeit haben oder uns keine Zeit nehmen: Marmelade einkochen, ein neues Rezept ausprobieren, ein gutes Buch lesen, die Katze beobachten oder andere Dinge, die für uns persönlich gut sind und die uns zur Ruhe kommen lassen. Wir können uns selbst einfach mal eine Weile entschleunigen und die kleinen Dinge versuchen zu genießen.

Glücklich ohne Kind? Perspektivwechsel nötig

Es gibt viele Menschen, die sehr glücklich ohne Kind sind. Vielleicht können wir Menschen in unserem Umfeld erkennen, die wir als eine Art Vorbild dafür nehmen. Natürlich muss man auch hierzu bereit sein. Aber letztendlich haben wir die Wahl: Wir können uns in dem Schmerz suhlen, den die ungewollte Kinderlosigkeit uns bereitet. Oder wir können anfangen, die Perspektive zu wechseln, und sehen, dass unser Leben auch ohne Kind lebenswert ist. Welche Bürde wäre es denn sonst für ein Kind, unser Leben erst lebenswert machen zu müssen? Wir bleiben zwar ein Leben lang ungewollt kinderlos, aber wir können deshalb trotzdem glücklich sein – auch ohne Kind. Wir können das gestalten, was wir in der Hand haben. Wir müssen selbst wieder Licht in unser Leben bringen – diese Aufgabe kann uns niemand abnehmen.

Dafür ist es sinnvoll, die Gefühle, die wir haben, zu akzeptieren. Sei es Neid, Schmerz, Trauer – die Gefühle sind menschlich und berechtigt. Sollten jedoch Schuldgefühle auftreten gegenüber sich selbst oder gegenüber dem Partner oder der Partnerin, so ist es sinnvoll, diese zu bearbeiten. Eine Möglichkeit, das zu tun, ist ein bewusstes Verzeihen – entweder sich selbst oder dem Partner. Schuldgefühle blockieren unseren Blick auf die Zukunft und sollten deshalb abgebaut werden.

Für den Umgang mit der ungewollten Kinderlosigkeit kann es hilfreich sein, bewusst die positiven Seiten zu sehen, denn auch die gibt es selbstverständlich. Alles hat Vor- und auch Nachteile. Es kann helfen, sich ganz bewusst die positiven Aspekte der Kinderlosigkeit vor Augen zu halten. Denn schließlich haben wir selbst die Wahl, wie wir Dinge betrachten.

Positive Aspekte der Kinderlosigkeit:

- Freiheit
- Unabhängigkeit
- Mehr Zeit für mich
- Ungestört schlafen, so viel man möchte
- Zwanglos leben
- Mehr Geld
- Mehr Zeit für Hobbys, Partner und Freunde
- Reisen, wann und wohin man mag
- Möglichkeit der beruflichen Verwirklichung
- Spontanität
- Ruhe
- Sorgenfreier leben
- Selbstbestimmt leben

Vorurteile gegenüber Kinderlosen

Es gibt immer wieder Vorurteile gegenüber kinderlosen Menschen. Wir selbst kämpfen vielleicht sogar – wenn auch häufig unbewusst – in unseren Köpfen mit Vorurteilen gegenüber Kinderlosen und einem kinderlosen Leben. Es kann helfen, diese Vorurteile dem Realitätscheck zu unterziehen. So können wir sie entkräften und aus unseren Köpfen verbannen, statt uns damit weiter zu quälen:

- **Alle bekommen Kinder, nur ich nicht.**
  Schaut man sich um, sieht man, dass das offensichtlich Quatsch ist. Etwa 20 Prozent aller Ehen sind kinderlos, Unverheiratete und Singles kommen noch hinzu. Auch in Ihrem Umfeld werden sich Kinderlose befinden. Sie sind nicht alleine mit dem Thema. Und wenn Sie sich schlecht fühlen, weil irgendwelche prominenten Frauen um die 50 noch ein Kind bekommen, machen Sie sich klar, dass dies ziemlich sicher mithilfe der Reproduktionsmedizin

zustande kam. Wir nicht wissen, welch langer Weg und wie viele Versuche dahinter standen. Außerdem wird über die vielen Frauen, bei denen es eben nicht geklappt hat, in der Regel nicht berichtet.

- **Mit Kindern ist man nie allein.**
  Solange die Kinder klein sind, müssen die Eltern für sie da sein. Es handelt sich also um eine relativ einseitige Beziehung, die keinesfalls Beziehungen zu anderen Menschen ersetzen kann. Außerdem ist man tatsächlich nie allein, selbst wenn es mal nötig wäre! Und ob Kinder, wenn sie erwachsen sind, noch für einen da sind, sei mal dahingestellt, denn sie leben früher oder später ihr eigenes Leben.
- **Kinderkriegen ist die natürlichste Sache der Welt.**
  Natürlich ist alles, was auf der Welt geschieht. Keine Kinder zu bekommen also ebenso wie Kinderkriegen, denn auch Menschen, die keine Kinder bekommen, gab es schon immer.
- **Kinderlose sind egoistisch.**
  Ob Menschen egoistisch sind oder nicht, definiert sich nicht über das Vorhandensein von Kindern. Soziales Verhalten zeigt sich in anderen Dingen. Und dann bleibt da noch die Frage, ob nicht auch Kinder zu bekommen letztendlich egoistisch ist.
- **Kinder geben Liebe.**
  Das Gegenteil ist der Fall: Kinder brauchen zunächst einmal die Liebe der Eltern und sind nicht auf die Welt gekommen, um ihren Eltern Liebe zu geben oder sie glücklich zu machen (siehe nächster Punkt).
- **Kinder machen glücklich.**
  Kinder machen keinesfalls automatisch glücklich. Wer mit Alleinerziehenden spricht oder ältere Frauen befragt, ob sie noch mal Kinder bekommen würden, wird staunen, wenn er ehrliche Antworten erhält.
- **Eine kinderlose Frau ist nicht weiblich.**
  Weiblichkeit definiert sich nicht durch Kinder. Diese Aussage besagt, dass Muttersein die Bestimmung der Frau wäre. Diese patriarchalischen Ansichten sollten wir unbedingt hinter uns lassen. Prominente Frauen ohne Kinder sind beispielsweise Renée Zellwe-

ger, Jennifer Aniston, Kylie Minogue oder Cameron Diaz – allesamt alles andere als unweiblich.

- **Ein Mann, der zeugungsunfähig ist, ist kein richtiger Mann.** Auch Männlichkeit definiert sich nicht durch Kinder. Wie traurig wäre unsere Welt, wenn Männer nur als Männer gelten, die Kinder zeugen. Kinderlose Prominente sind Jon Hamm, Keanu Reeves (Vater eines totgeborenen Mädchens) und Ricky Gervais. Es muss hoffentlich nicht extra betont werden, dass sie selbstverständlich richtige Männer sind.
- **Kinderlose haben kein gutes Sexualleben.** Paare ohne Kinder haben deutlich mehr Raum und Zeit für ihr Sexualleben und dürften dementsprechend auch bessere Voraussetzungen für ein aktiveres Sexualleben als zumindest junge Eltern haben. Natürlich kann die Belastung des unerfüllten Kinderwunschs vorübergehend auch die Sexualität belasten.

Austausch mit Gleichgesinnten

Wie schon früher im Buch festgestellt, ist die verständnisvolle Kommunikation zum Thema wichtig für viele Menschen. Deshalb hilft vielen der Austausch mit anderen Menschen, die ein ähnliches Schicksal teilen. Allein das Erleben, mit seinem Kummer und seinen Gefühlen nicht alleine zu sein, ist für die meisten Menschen äußerst hilfreich. Das kann beispielsweise in einer Selbsthilfegruppe der Fall sein, die sich mit dem Thema Kinderlosigkeit beschäftigt. Hier sollten Betroffene allerdings genau hinschauen, denn in vielen dieser Gruppen sind auch Frauen und Männer, die sich noch mitten im Kinderwunsch befinden. In einem solchen Fall kann es dann kontraproduktiv sein, wenn man in einer Runde sitzt, die sich über die nächste ICSI oder Ähnliches unterhält, und die Menschen dort noch nicht wirklich abschließen möchten mit dem Thema.

Weitere Austauschmöglichkeiten sind Internetforen für Kinderlose oder auch Gruppen, die es inzwischen zahlreich bei Facebook gibt. Eine andere Möglichkeit wäre, sich im Freundes- und Bekanntenkreis umzusehen und gezielt Menschen ohne Kinder behutsam auf das Thema anzusprechen. Möglicherweise ergeben sich hier gute und hilfreiche Gespräche, wenn wir selbst offen damit umgehen und unsere Gefühle nicht verbergen.

Wenn diese Austauschmöglichkeiten alle nicht weiterhelfen, sollte unbedingt professionelle Hilfe in Form einer psychosozialen Beratung oder einer Psychotherapie in Anspruch genommen werden. Es kann hilfreich sein, sich mit Unterstützung eines Therapeuten oder einer Therapeutin anzuschauen, warum uns dieses Thema so sehr quält und wie wir unseren Blick neu ausrichten können.

Der Austausch mit Gleichgesinnten ist im englischsprachigen Raum sehr verbreitet. Ungewollt Kinderlose sind dort „Childless not by choice" (CNBC) und es gibt eine große Community mit vielen Infoseiten, Podcasts, Blogs und Austauschmöglichkeiten. Auch in Deutschland gibt es immer mehr Blogs und Podcasts zu dem Thema der ungewollten Kinderlosigkeit, sodass zu hoffen bleibt, dass sich auch hier langsam eine große Community bildet, die sich gegenseitig stützen und unterstützen kann.

Schwierige Situationen meistern

Wir alle können zwar versuchen, Schwangere, Babys und Kinder zu meiden, aber es wird uns auf lange Sicht nicht gelingen. Im Gegenteil wollen und sollen wir ja am Leben teilhaben und da gehören Familien mit Kindern eben dazu. Wir müssen uns also damit arrangieren, immer wieder in Situationen zu geraten, die uns mit unserer eigenen Kinderlosigkeit konfrontieren. Dies kann einerseits im ganz normalen Alltag wie auf der Straße oder beim Einkauf sein, aber auch speziellere Situationen wie der Gang zum Frauenarzt oder Familienfeste gehören hierzu.

Umgang mit Schwangeren und Kindern

Wie schon an früherer Stelle beschrieben, ist für viele Frauen und auch Männer, die ungewollt kinderlos sind, der Umgang mit Schwangeren und/oder Kindern zumindest zeitweise schwierig. Oft wird man an seine Lücke erinnert, die bleiben wird. Für die eigene Psychohygiene und damit der Umgang mit schwangeren Freundinnen und befreundeten Familien klappt, ist es sinnvoll, die eigenen Gefühle zu formulieren und auszusprechen. Denn wer sich das vermeintlich negative Gefühl wie Neid nicht erlaubt und dauerhaft gute Miene zum bösen Spiel macht, sich also schrecklich fühlt, dies aber nach außen hin überspielt, der schadet sich selbst damit dauerhaft. Denn dann entsteht ein höheres Risiko, eine Depression zu entwickeln. Die Gefühle anzusprechen kann jedoch auch sehr schwierig sein.

Wenn die Schwangere eine sehr gute Freundin ist, kann man versuchen, seinen Schmerz und seine Hilflosigkeit ihr gegenüber zu formulieren, wie beispielsweise: „Ich freue mich wirklich sehr für dich, aber gleichzeitig tut es mir sehr weh und ich verstehe einfach nicht, warum ich nicht schwanger werde. Das empfinde ich als sehr ungerecht." Oft kann es die Beziehung sogar verbessern, wenn beide dann absprechen, wie sie nun gemeinsam mit der Schwangerschaft umgehen. Es fördert das gegenseitige Verständnis und beugt Missverständnissen vor, wenn es Absprachen gibt, die beide Seiten kennen und respektieren. Wer das nicht kann oder möchte, sollte sich eine andere Bezugsperson suchen, der er davon erzählt, wie weh ihm der Anblick von Schwangeren tut. Offen über Gefühle zu sprechen ist definitiv besser, als sie runterzuschlucken!

Wer keine dieser Möglichkeiten nutzen möchte, kann sich den Austausch in einer Selbsthilfegruppe oder Ähnlichem suchen, um seine Gefühle auszusprechen. Zu wissen, dass man damit nicht alleine dasteht, kann bereits äußerst hilfreich sein.

Wichtig ist auf jeden Fall, dass jeder für sich einen gesunden Umgang damit findet. Wer die schwangere Freundin nicht dauernd treffen möchte, sollte das mit ihr besprechen, damit sie es verstehen kann und nicht persönlich nimmt. Für sich selbst muss jeder herausfinden, welche Art von Kontakt gut ist und welchen Situationen man sich überhaupt aussetzen möchte. So ist es beispielsweise völlig in Ordnung, wenn der Kontakt in der ersten Zeit der Schwangerschaft etwas reduziert wird.

Natürlich kann sich die Freundschaft verändern, aber im besten Fall, wenn gegenseitiges Verständnis herrscht, kann diese emotionale Situation die Freundschaft noch enger zusammenschweißen.

Andererseits ist es für befreundete Frauen, die schwanger werden, oft schwer, dies der Freundin mitzuteilen, die ungewollt kinderlos ist. Es ist dann aber nicht sinnvoll, die Freundin schonen zu wollen und deshalb zu schweigen. Auch hier macht sich Offenheit bezahlt: Wer mit dem Wissen, dass Gefühle wie Neid und Freude auftreten werden, die Nachricht offen, aber dennoch rücksichtsvoll kommuniziert, hat die besten Chancen, ebenfalls auf Offenheit zu stoßen.

Der Umgang mit Kindern ist wie schon in einem anderen Kapitel beschrieben für die meisten ungewollt kinderlosen Frauen und Männer weniger problematisch. Dennoch sollte auch im Umgang mit Babys und Kindern auf die eigenen Grenzen geachtet werden. Niemand muss aus Höflichkeit ein neugeborenes Baby auf den Arm nehmen, wenn er nicht möchte. Andererseits kann es nach einer Zeit, in der der Umgang mit Babys und Kindern vermieden wird, vielleicht sogar gut sein, Kinder in das eigene Leben einzubeziehen. Es kann durchaus wunderbar für beide Seiten sein, mit dem Kind einer Freundin etwas Zeit zu verbringen. Dann kann es am Ende sogar sein, dass man froh ist, es wieder abgeben zu können, und zu schätzen weiß, was man selbst hat. Langfristig den Kontakt zu Kindern zu meiden, scheint nicht sinnvoll zu sein, zumal das langfristig kaum funktioniert und eher zu einer inneren Härte führen könnte. Allerdings gibt es keine allgemeingültige Anleitung, in welchem Maße Kontakt gut ist oder eben nicht. Das muss jeder für sich selbst herausfinden und dementsprechend handeln, um sich selbst nicht zu schaden. Beim Umgang mit Kindern ist es für von ungewollter Kinderlosigkeit Betroffene sinnvoll, darauf zu achten, nicht in Konkurrenz mit den Eltern treten zu wollen und sich klar abzugrenzen.

Umgang mit Familienfesten

Familienfeste sind für viele Menschen kein Vergnügen. Für Menschen mit unerfülltem Kinderwunsch werden sie oft zu einer besonders großen Herausforderung. Zum einen müssen sie dort die scheinbar glücklichen Familien der anderen sehen, oft auch verbunden mit dem Aufeinandertreffen mit Schwangeren und Babys. Zum anderen sehen sie sich dort häufig mit Fragen nach ihrer eigenen Familiengründung konfrontiert. Das eigene Versagensgefühl ist dann oft besonders stark oder kann erneut auftreten, auch wenn es sonst nicht (mehr) vorhanden ist. Deshalb kann es hilfreich sein, sich vorher mit folgenden Punkten auseinanderzusetzen:

- Möchte ich zu dem Fest oder Treffen wirklich gehen? Niemand sollte sich aus Pflichtgefühl hingehen, sondern in sich reinhorchen, ob man dort wirklich hingehen muss. Jeder Mensch kann frei entscheiden, wohin er gehen möchte und welchen Situationen er sich aussetzt.
- Überlegt man sich vorher, wie man mit für sich selbst schwierigen Situationen umgehen möchte und was man auf kritische Fragen antworten könnte, ist man gewappnet.
- Eigene Feiertagstraditionen etablieren: Nur, weil es in der Familie immer so gehandhabt wurde, heißt das nicht, dass es sich nicht verändern kann. Das tut es in der Regel auch, wenn Paare Kinder bekommen. Warum können wir also nicht auch Traditionen aufbrechen? Es kann hilfreich sein, sich zu bestimmten Feiertagen mit anderen kinderlosen Paaren zu treffen, statt diese in der Großfamilie zu verbringen. Ein Plan kann auch sein, Weihnachten ab jetzt immer in der Sonne zu verbringen.
- Jeder sollte für sich neu überlegen, welchen Wert bestimmte Feste für ihn haben, was ihm daran wichtig ist und mit wem er sie verbringen möchte.

Der Gang zum Frauenarzt

Ich weiß, dass viele Frauen, die ungewollt kinderlos sind, den Gang zum Frauenarzt nach der aktiven Kinderwunschzeit scheuen. Für mich persönlich ist der Gang zum Frauenarzt ebenfalls eine sehr schwierige Situation. Zum einen, weil ich sehr viele Behandlungen, Fehlgeburten und Eileiterschwangerschaften durchlebt habe und die Räumlichkeiten beim Frauenarzt damit negativ verbunden sind und mich an das Erlebte erinnern. Zum anderen ist es nahezu unausweichlich, im Wartezimmer des Frauenarztes auf schwangere Frauen zu treffen. Ein Wartezimmer eines Frauenarztes vereint viele verschiedene Lebenssituationen von Frauen: Frauen, die nicht schwanger werden möchten, Frauen, die schwanger werden möchten und Frauen, die gewollt oder ungewollt schwanger sind.

Um mir selbst diesen Gang zu erleichtern, gehe ich nur noch in Begleitung meines Partners zum Frauenarzt. Mir hilft diese emotionale Unterstützung und die Gewissheit, nicht allein zu sein. Allerdings kann es dennoch zu schwierigen Situationen kommen, weshalb ich ein persönliches Erlebnis von mir erzählen möchte. Ich hatte nach einer Bauchspiegelung, bei der Verklebungen aufgrund der vorangegangenen Operationen gelöst und zudem mein letzter verbliebener Eileiter entfernt wurde, einen Termin zum Fädenziehen bei meiner Frauenärztin. Mein Partner begleitete mich in dieser für mich schwierigen Situation, da ich nun auch körperlich definitiv unfruchtbar war. Wir saßen im Wartezimmer und er war mir sehr zugewandt und liebevoll. Als er dann kurz zur Toilette ging, sprach mich eine andere Frau im Wartezimmer an. Es sei ja so schön, dass es Männer gebe, die ihre Frauen begleiten, und ich sei ja sicher schwanger und der werdende Vater freue sich mit. Mein Lächeln erstarrte, ich spürte einen Stich in meinem Herz und meinem Bauch. Das Einzige, was ich herausbrachte, war: „Nein, ganz im Gegenteil." Diese kleine, unbedachte Bemerkung der fremden Frau riss mich zu Boden, führte mir zum wiederholten Mal vor Augen, zu was ich nicht imstande war. Und das, obwohl ich inzwischen einen guten Umgang mit der Kinderlosigkeit und mir viele Antworten auf übergriffige Kommentare zurechtgelegt hatte.

Was ich damit sagen möchte, ist, dass es immer wieder zu herausfordernden Situationen kommen kann – egal, wie stabil wir uns fühlen. Wir können uns gedanklich auf vieles vorbereiten und in kritischen Situationen für Unterstützung sorgen, aber wir können nicht alles kontrollieren, was passiert.

Frauen, die Probleme mit dem Gang zum Frauenarzt haben, kann ich nur empfehlen, ihren Partner oder eine Freundin mitzunehmen, um in dieser schwierigen Situation nicht allein zu sein. Es kann auch sein, dass es hilfreich ist, einen Frauenarzt oder eine Frauenärztin zu suchen, die nicht Geburtshilfe im Angebot hat. Auf jeden Fall sollte ein Frauenarzt oder eine Frauenärztin gesucht werden, die das Thema ungewollte Kinderlosigkeit sensibel behandelt und mit der Frau entsprechend umgeht.

Umgang mit übergriffigen Fragen und Ratschlägen

In der Kommunikation mit anderen Menschen kommt es immer mal wieder zu übergriffigen Kommentaren, Fragen und Ratschlägen. Vielen dieser Kommentare müsste man begegnen, indem man Details erzählt, was man vielleicht aber nicht möchte und natürlich auch nicht muss.

Je besser wir dagegen gewappnet sind, desto besser und passender können wir reagieren, ohne uns schlecht zu fühlen. Dabei sollten Sie bedenken, dass, auch wenn wir uns verletzlich und angreifbar fühlen, die anderen Menschen es in den wenigsten Fällen böse meinen, denn sie denken tatsächlich nicht so darüber nach oder wissen schlicht und ergreifend nicht, wie schlimm die Situation der ungewollten Kinderlosigkeit für den Einzelnen sein kann. Es kann deshalb helfen, sich klarzumachen, dass das Gegenüber es vermutlich gut mit uns meint und uns helfen will, auch wenn wir das nicht so empfinden. Wie darauf reagiert wird, ist natürlich auch eine Typfrage und kann individuell gehandhabt werden. Nicht für jeden ist es gut, mit Angriff zu reagieren, weil es noch mehr aufwühlt. Nachfolgend habe ich häufige Kommentare aufgelistet und wie diesen souverän begegnet werden könnte:

- **Ihr müsst euch entspannen!**
  Dieser Kommentar ist so überflüssig wie unnütz. Einerseits kann niemand auf Knopfdruck entspannen, andererseits ist es widerlegt, dass Stress eine Schwangerschaft verhindert. Besonders unangenehm ist dieser Kommentar für Paare, bei denen ein konkretes Problem bekannt ist, welches das Gegenüber nicht kennt. Eine passende Antwort

für Menschen, die nicht mit Details antworten möchten, wäre beispielsweise: „Leider ist es damit nicht getan." Wer lieber eine allgemeine Antwort geben möchte, kann sagen: „Wenn Kinder nur ohne Stress gezeugt würden, wäre die Menschheit bereits am Aussterben."

- **Soll ich euch mal zeigen, wie es geht?**
  Das ist ein besonders fieser und übergriffiger Kommentar, der dem Gegenüber definitiv Unsensibilität bescheinigt. So oder so ähnlich wird leider oft von Männern reagiert. Ein starker Mann weiß schließlich, wie man Kinder zeugt. Was als Witz gemeint ist, ist insbesondere für betroffene Männer sehr verletzend. Da dieser Kommentar sehr übergriffig ist, darf man auch entsprechend reagieren: „Sorry, aber das geht dich gar nichts an."
- **Vielleicht soll es so sein. Seid doch froh, besser kein Kind als ein behindertes Kind.**
  Nicht nur, dass diese Aussage diskriminierend ist, sie unterstellt auch indirekt, nicht in der Lage zu sein, ein gesundes Kind zu bekommen. Vielleicht würde man sich außerdem auch über ein Kind mit Handicap freuen. Dieser Kommentar kommt recht häufig nach einer Fehlgeburt, kann aber mehr verletzen als trösten. Deshalb darf man auch sagen: „Das tröstet mich nicht!" Dasselbe gilt für die Aussage: „Wer weiß, wofür es gut ist."
- **Adoptiert doch, dann klappt es bestimmt auch mit einem eigenen Kind!**
  Dieser Kommentar ist auf mehreren Ebenen falsch. Zum einen ist eine Adoption eine völlig andere Sache als die Entscheidung, ein eigenes Kind zu bekommen. Zum anderen wird bei diesem Kommentar davon ausgegangen, dass jegliche Kinderlosigkeit psychisch bedingt ist. Es gibt zwar durchaus Fälle von Paaren, die nach einer Adoption schwanger wurden, aber wissenschaftlich belegt ist ein Zusammenhang nicht. Eine adäquate Antwort wäre beispielsweise: „Wir wünschen uns ein gemeinsames Kind." Oder: „Auch Paare, die bereits sehr lange versuchen, schwanger zu werden, werden manchmal überraschend noch schwanger. Das ist aber unabhängig von einer Adoption."

- **Du machst wohl lieber Karriere? Ich finde es ja egoistisch, keine Kinder zu wollen.**
  Das ist ein sehr verletzender Kommentar für Frauen, die kein Kind haben, sich aber eins wünschen. Zudem schwingt eine gewisse Aggressivität darin mit und der Angesprochene wird vorverurteilt. Deshalb darf man, wenn man möchte, gerne ehrlich antworten: „Ich habe mir das nicht ausgesucht." Eine andere Möglichkeit, wenn man darauf nicht eingehen möchte, wäre: „Ist Kinder haben zu wollen nicht auch zutiefst egoistisch?"
- **Wenn du erst mal nicht mehr dran denkst, wird es bestimmt klappen!**
  Diese Aussage ist ebenso sinnlos wie die mit der Adoption. Sie unterstellt, dass die/der Betroffene es selbst verhindert, da sie oder er zu viel darüber nachdenkt, ein Kind zu wollen. Sie ist zudem Quatsch, da in etwa 85 Prozent der Fälle eine organische Ursache für die Kinderlosigkeit vorliegt, was widerlegt, dass die Psyche das Ganze blockiert. Das darf man gerne so sagen: „Es gibt organische Ursachen und hat nichts mit dem Kopf zu tun." Eine andere Möglichkeit wäre zu fragen, wie es denn funktionieren soll, nicht mehr daran zu denken.
- **Du hast zu spät angefangen. Jetzt tickt die biologische Uhr eben.**
  Dieser sehr empathielose Kommentar ist völlig daneben, weshalb man ihm auf verschiedene Arten begegnen kann. Eine entwaffnend ehrliche Antwort könnte sein: „Ich hatte gute Gründe, erst jetzt Kinder zu wollen. Alles andere hätte ich als verantwortungslos empfunden."
- **Sei doch froh und genieß dein Leben. Kinder zu haben ist nicht nur schön!**
  Auch diese Bemerkung kommt wieder aus dem eigenen Empfinden der-/desjenigen, die oder der dies sagt. Offensichtlich möchte sie/er ein gutes Gefühl vermitteln, was aber so natürlich nicht gelingt. Eine mögliche Antwort wäre: „Das stimmt, aber dafür muss ich auch auf die schönen Seiten verzichten."

Umgang mit der Sexualität bei unerfülltem Kinderwunsch

Wie weiter vorne beschrieben, hat die oft jahrelange Verfolgung des Kinderwunschs meist auch Auswirkungen auf die Sexualität von Paaren und das eigene Körperempfinden. Durch die Leistungsorientierung kann sich vieles verschieben und auch glückliche Partnerschaften kommen oft an den Punkt der sexuellen Lustlosigkeit. Um das zuvor Belastende in dieser Beziehung wieder loszuwerden, muss neu gelernt werden, dass Sex keine Pflicht ist, die es zu erledigen gilt. Es soll schließlich kein Kind, sondern Liebe gemacht werden. Folgende Tipps können Paaren dabei helfen:

- **Zeit nehmen:** Den Sex und das Setting bewusst gemeinsam planen.
- **Fantasien:** Welche gemeinsamen sexuellen Aktivitäten gab es vor dem Kinderwunsch, die für beide erfüllend waren? Gemeinsam über sexuelle Fantasien zu sprechen, kann sehr anregend für die Sexualität sein.
- **Neue Wege zur Stimulation finden:** Sexuelle Filme, Hörspiele oder Bücher können, wenn beide einverstanden sind, zur Anregung genutzt werden. Auch das Ausprobieren von Sextoys kann helfen, neue Wege zu finden. Beide Seiten sollten respektieren, dass die Vorlieben dabei unterschiedlich sein können.
- **Sexuelle Vorlieben kommunizieren:** Wer offen darüber spricht, was er gut findet, kann dies nach Absprache in das Liebesspiel einbauen.
- **Pausen:** Sollte einer der Partner partout keine Lust haben, kann eine Auszeit vereinbart werden. Sich bewusst zu enthalten, kann die Lust oft neu entfachen. Außerdem fühlt es sich für den Partner, der keine Lust hat, besser an als das ständige Vermeiden und Abwehren von Sexualität.

Männer und unerfüllter Kinderwunsch

Auch wenn ich versucht habe, meist Männer und Frauen in die Aspekte einzubeziehen, so gibt es doch zwangsweise einige Punkte, die ausschließlich Frauen betreffen. Aber Männer trauern oft ebenso wie Frauen um das, was sie nicht haben oder nie haben werden. Wichtig ist auch für sie, ihre Gefühle zu kommunizieren und die Trauer zuzulassen. Besonders für Männer in einer heterosexuellen Partnerschaft, in der der aktive Kinderwunsch länger verfolgt wurde, gibt es noch einige Punkte besonders zu betrachten:

- **Schuldgefühle:** Bei ungewollter Kinderlosigkeit ist es sehr häufig an irgendeinem Punkt so, dass man irgendwann denkt, dass man selbst schuld ist, weil man nicht alles richtig gemacht hat. Das ist Quatsch.
- **Hilflosigkeit:** Niemand weiß, warum einen die ungewollte Kinderlosigkeit trifft. Auch wenn eine Ursache, wie schlechte Spermien, vorliegt, ist der Grund dafür meistens unklar. Die Hilflosigkeit und Machtlosigkeit zu akzeptieren, ist für Männer oft besonders schwierig, denn sie sind es gewohnt, durch Leistung etwas zu erreichen. Die Hilflosigkeit anzunehmen, statt sich immer nach dem Warum zu fragen, ist ein erster Schritt zur Akzeptanz.
- **Stark sein:** Männer müssen stark sein, so lautet zumindest ein uralter Glaubenssatz. Weg damit! Viele Männer, die ihre Frau unter der Kinderlosigkeit leiden sehen, haben das Gefühl, für ihre Frau stark sein zu müssen und sie stützen zu müssen. Dabei kommen die eigenen Gefühle des Mannes oft zu kurz. Auch Männer dürfen ihre Schwäche und Hilflosigkeit zeigen. Für die Partnerschaft ist dies sogar gut und es kann die Verbundenheit der Partner fördern.
- **Kommunizieren der eigenen Trauer:** Die eigene Traurigkeit über die Situation zu kommunizieren und sich mit der Partnerin darüber auszutauschen, wie man sich fühlt, kann hilfreich und heilsam sein. Jeder Mensch trauert anders und hat das Recht dazu, mit der Situation so umzugehen, wie es für ihn richtig ist. Keiner der Partner sollte dem anderen unterstellen, dass er weniger trauert, nur weil er anders trauert. Die Trauer des anderen sollte akzeptiert und nicht kleingeredet werden. Da die Männer sich oft erst um ihre Frau kümmern, wenn es ihr schlecht geht, zeigt sich die Trauer bei ihnen oft erst zeitverzögert.

Männer fühlen sich oft sehr ohnmächtig gegenüber der Situation. Sie haben einen Anteil, erleben aber die monatliche Enttäuschung nicht körperlich, was es für sie nicht einfacher macht. Wenn schon insgesamt wenig offen über ungewollte Kinderlosigkeit gesprochen wird, so über den Schmerz der Männer dabei noch weniger. Auch Männern hilft oft echtes Interesse des Gegenübers und über ihre Gefühle zu sprechen und ernst genommen zu werden. Nur Männer, die sich auch um sich selbst und ihre eigenen Gefühle kümmern, sind auch dauerhaft in der Lage, sich ausreichend um ihre Frau und die Beziehung zu kümmern.

Neue Perspektiven entdecken

Wenn die ungewollte Kinderlosigkeit so weit bearbeitet wurde, dass der Blick wieder nach vorne gerichtet werden kann, eröffnen sich auch neue Perspektiven und Möglichkeiten. Wenn wir so weit sind, können wir uns selbst neue Optionen verschaffen. Wovon träumen wir, was wollten wir schon immer mal machen? Vielleicht ist jetzt der richtige Zeitpunkt, das in Angriff zu nehmen?

Persönlichkeitsentwicklung

Persönlichkeitsentwicklung ist ein Prozess, der aktiv gestaltet werden kann, um sich selbst besser kennenzulernen und seine Potenziale auszuschöpfen. Gerade wenn uns der Kinderwunsch lange umgetrieben hat, kann es hilfreich sein, sich selbst besser kennenzulernen und herauszufinden, was uns wirklich wichtig ist. Der unerfüllte Kinderwunsch gibt uns letztendlich die Möglichkeit, unsere Ziele und Wünsche neu zu definieren und zu entdecken, wie wir diese verwirklichen können. Wir verändern uns ständig und sind heute andere Menschen, als wir es vor dem Kinderwunsch waren. Leben wir authentisch und sind bei uns? Kennen wir unsere Bedürfnisse und sorgen dafür, dass sie sich erfüllen?

Um die Persönlichkeitsentwicklung in Angriff zu nehmen, gibt es viele Möglichkeiten. Es gibt einen großen Markt von Ratgebern, Seminaren und Workshops, die Menschen dabei unterstützen, aber auch

Coaching kann helfen, sich selbst wirklich kennenzulernen und weiterzuentwickeln.

Es kann eine andere Perspektive eröffnen, sich vorzustellen, wie wir mit 80 Jahren auf unser Leben zurückblicken. Möchten wir, dass die Hürde des unerfüllten Kinderwunschs ein Einbruch war, an dem wir gescheitert und zerbrochen sind oder möchten wir es als Krise sehen, an der wir gewachsen und aus der wir schließlich gestärkt vorgegangen sind und unserem Leben eine neue Wendung gegeben haben? Wenn wir verstehen, dass wir dem unerfüllten Kinderwunsch nicht hilflos ausgeliefert sind und selbst wieder die Führung in unserem Leben übernehmen, können wir aktiv handeln und weiter selbstbestimmt leben. Persönliches Wachstum kann nur entstehen, wenn wir uns und unser Handeln bewusst steuern und lenken. Wir können uns dann selbst weiterentwickeln. Die Persönlichkeitsentwicklung baut auf drei Säulen auf:

1. **Selbsterkenntnis:** Wir müssen unsere Stärken und Schwächen kennen und alte, negative Glaubenssätze loslassen. Dazu gehört auch als Basis, die Selbstreflexion und das Selbstbewusstsein zu stärken. Veränderung ist nur möglich, wenn uns überhaupt klar ist, wer wir sind und was uns wichtig ist. Fragen, die wir uns selbst stellen können, um uns besser kennenzulernen, sind: Wer bin ich? Wer glaube ich zu sein? Was glaube ich zu können und nicht zu können und warum? Wie sehe ich mich selbst? Liebe ich mich selbst wirklich? Was glaube ich, wie die Welt funktioniert? Was glaube ich, was wichtig und was unwichtig ist? Was glaube ich, was andere über mich denken? Ist es überhaupt wirklich wichtig für mein Leben, was andere über mich denken? Was macht mich unglücklich und stresst mich? Was macht mich glücklich?
2. **Selbstannahme:** Wir müssen uns selbst akzeptieren und lieben, um zufrieden leben zu können. Das bedeutet, dass wir unsere Stärken und Schwächen kennen und annehmen müssen, denn wir können und sollen uns nicht komplett verändern, sondern unsere vorhandenen Potenziale nutzen und ausbauen. Um das zu erreichen, können wir uns fragen, wie zufrieden wir mit uns selbst, unseren Freunden,

der Arbeit, der Beziehung etc. sind. Manche Aspekte kann man in Angriff nehmen, um sie zu verändern, wenn wir nicht mit ihnen zufrieden sind. Aber dafür müssen wir erst mal Frieden mit uns schließen, uns selbst so annehmen, akzeptieren und lieben, wie wir sind.

3. **Veränderung:** Nach den ersten zwei Schritten kann jeder Mensch für sich selbst definieren, was er verändern möchte, und daran arbeiten. Es können neue Gewohnheiten etabliert werden oder nach und nach Verhaltensmuster geändert werden. Das braucht Zeit, Geduld und Selbstliebe, denn es wird nicht sofort klappen. Auch können wir neue Dinge lernen, die wir schon immer mal können wollten.

Zu den klassischen Bereichen der Persönlichkeitsentwicklung, an denen wir selbst arbeiten können, gehören:

- Selbstbewusstsein und Selbstvertrauen aufbauen
- Selbstliebe entwickeln
- Den inneren Kritiker bändigen und Selbstzweifel auflösen
- Zufriedenheit aufbauen
- Ziele setzen und erreichen
- Achtsamkeit lernen und anwenden
- Dankbarkeit aufbauen
- Sinnhaftigkeit im Leben entwickeln
- Die eigene Leidenschaft finden und ausleben
- Gelassenheit entwickeln
- Vergangenes loslassen lernen
- Dinge akzeptieren lernen
- Emotionen kontrollieren lernen
- Kreativität steigern
- Effektiver und offener kommunizieren lernen
- Neue Gewohnheiten aufbauen und alte durchbrechen
- Neue Fähigkeiten aneignen
- Neues Wissen aneignen

Tu, was dich erfüllt!

Die Persönlichkeitsentwicklung ist ein hilfreiches Werkzeug, um authentisch leben zu können. Gerade wenn der unerfüllte Kinderwunsch unser Leben und unsere Pläne komplett umgekrempelt hat, kann es uns helfen, das Ganze auch als Chance zu begreifen, die uns neue Möglichkeiten eröffnet. Ganz sicher hat jeder Mensch neben dem Kinderwunsch auch andere Dinge, die ihn erfüllen. Auf die können wir uns dann konzentrieren. Wir verschaffen uns somit selbst andere Optionen für unser Leben. Damit wir ein erfülltes Leben leben können, müssen wir dann herausfinden, was uns erfüllt, und Wege finden, dies umzusetzen. Manche Menschen betätigen sich dann beispielsweise ehrenamtlich. Dabei ist es aber wie schon oft erwähnt wichtig, das Thema vorher gut betrauert und innerlich angeschlossen zu haben, um zu verhindern, dass es nur verdrängt wird und uns in der Tiefe weiter quält.

Berufliche Veränderung

Viele Frauen und Männer stecken beruflich wegen des Kinderwunschs zurück. Das kann bei Frauen so sein, dass sie sich beruflich nicht weiterentwickeln, weil sie davon ausgehen, dass sie bald schwanger sind und somit für einige Zeit raus aus dem Beruf. Es kann aber auch bei Männern so sein, dass sie eine sichere Stelle haben, die sie wegen des Kinderwunschs nicht verändern möchten, da sie die Sicherheit bietet, eine Familie versorgen zu können. Wenn sich der Kinderwunsch nun nicht erfüllt und ernsthaft abgelegt wird, ergeben sich viele neue Optionen für Veränderung im beruflichen Kontext. Es gibt im Prinzip eine neue Freiheit, die sich eröffnet. Vielleicht sind wir im Beruf gar nicht so zufrieden und haben insgeheim schon lange überlegt, noch mal was ganz anderes zu machen? Gerade für Menschen, die sich mit der Persönlichkeitsentwicklung intensiv beschäftigt haben, ergeben sich dann möglicherweise neue Felder, in denen sie sich betätigen möchten. Einige ungewollt kinderlose Frauen arbeiten beispielsweise selbst im Coachingbereich für Menschen mit unerfülltem Kinderwunsch. Berufliche Veränderungen können für mehr Zufriedenheit im Leben führen und somit zu einem erfüllten Leben beitragen – auch ohne Kind.

Community bilden und sichtbar werden

Sich mit Menschen zu verbinden, die Ähnliches erlebt haben, hilft in vielen Bereichen. Deswegen wäre eine Zukunftsvision vieler unfreiwillig kinderloser Menschen, dass sich eine Community bildet, die sich gegenseitig unterstützt und die Möglichkeit zum Austausch bietet. Menschen, die ähnliche seelische Narben haben, die unsichtbar sind, könnten zusammenfinden und sich verstanden fühlen. Im englischsprachigen Raum gibt es bereits eine große CNBNC-Community. Und was den deutschsprachigen Raum betrifft, so betreibt seit 2014 eine Schweizerin eine Seite, die, wie sie dort genannt werden, OK-Frauen zum Gegenstand hat. Zu den OK-Frauen zählen alle Frauen, die keine Kinder haben, unabhängig davon, ob freiwillig oder unfreiwillig, denn es gibt viele Gemeinsamkeiten.

2019 gab es im Internet unter dem Hashtag #1von7 eine Aktion von Frauen mit unerfülltem Kinderwunsch. Weil inzwischen jedes 7. Paar nicht ohne medizinische Hilfe schwanger wird, wurden unter dem Hashtag Bilder von Bäuchen gezeigt, die leider noch nicht schwanger sind, aber schon viel erlebt haben. Jeder Bauch zeigte eine eigene Geschichte. So gab es beispielsweise Bäuche, die blau von Spritzen oder vernarbt von Operationen waren oder auch aufgebläht von Medikamenten. Das Tabuthema der ungewollten Kinderlosigkeit sollte sichtbar gemacht werden und verbinden. Denn wenn etwas sichtbar wird, fühlt man sich als Betroffene nicht mehr so allein mit einem schwierigen Thema, das sonst kaum Aufmerksamkeit bekommt, und leidet nicht mehr im Verborgenen. Schließlich ist mit dem Thema des unerfüllten Kinderwunschs kein Mensch allein.

8 Der Blick von außen: Tipps für das Umfeld

Viele Menschen sind hilflos in Bezug darauf, wie sie mit einem Menschen in ihrem Umfeld umgehen sollen, der offen über seine ungewollte Kinderlosigkeit spricht. Als hilfreich hat sich erwiesen, sich mit ungefragten Ratschlägen zurückzuhalten und stattdessen zuzuhören, zu fragen, wie sie der andere fühlt und was ihm hilft beziehungsweise ob man was tun kann. Die meisten Menschen, die von ungewollter Kinderlosigkeit betroffen sind, haben einen langen Weg hinter sich, bis sie das Thema ansprechen, und benötigen keine fachliche Beratung. Leider gibt es, wie früher im Buch schon erwähnt, eine Menge von Ratschlägen und Kommentaren, die Betroffene nicht als hilfreich empfinden, sondern die sie ganz im Gegenteil verletzen können.

So geht es – Tipps für den Umgang mit ungewollt Kinderlosen

- Anteilnahme zeigen und bereit sein, ohne zu werten zuzuhören: „Das tut mir so leid, dass du das durchmachen musst."
- Mitgefühl für die Situation zeigen, aber nicht dramatisieren: „Ich kann nur ahnen, was du durchmachst."
- Gesprächsbereitschaft zeigen.
- Anbieten, sich für Gespräche ohne Kinder zu treffen, falls gewünscht, und respektieren, wenn es gewünscht ist.
- Andere Gesprächsthemen als Kinder wählen.
- Verständnis für die Situation zeigen: „Du bist sehr stark."
- Emotionale Reaktionen nicht persönlich nehmen.
- Trauer respektieren.
- Interesse für das Leben der Betroffenen zeigen: „Was kann ich tun? Wie kann ich dich unterstützen?"

Don't do it – so besser nicht!

- Geben Sie keine ungefragten Ratschläge oder Tipps zu Behandlungsformen oder Möglichkeiten, die ausgeschöpft werden könnten.
- Sagen Sie niemals: „Wer weiß, wofür es gut ist." (Und ähnliche Aussagen, die die Situation runterspielen.)
- Weisen Sie nicht darauf hin, dass derjenige zu viel arbeitet oder sich mal entspannen soll.
- Versuchen Sie, wenn Sie Kinder haben, nicht krampfhaft darauf hinzuweisen, dass mit Kindern auch nicht nur alles schön ist.
- Vorsicht mit Mitleid! Viele Betroffene empfinden es als sehr schlimm, bemitleidet zu werden und zu hören, wie arm dran sie seien.
- Vermeiden Sie auch Tabuisieren! Darüber reden, denn wenn man sich verstanden fühlt, hilft das vielen Betroffenen.

Ehrliche Kommunikation hilft

Besser als ungefragte Ratschläge zu geben, ist es, ehrliches Interesse zu zeigen und beispielsweise zu fragen, ob die betroffene Person etwas erzählen möchte. Die meisten befragten Betroffenen wünschen sich ehrliches Interesse und ein offenes Ohr, also zuhören, ohne zu verurteilen oder zu bewerten. Wenn Kinder da sind, können Freunde oder die Familie fragen, wie der Kontakt mit ihnen für die betroffene Person ist und wie es für sie gut wäre. Vielleicht möchte sie die Kinder unbedingt sehen und auch mal was mit ihnen unternehmen, weil es ihr guttut, oder vielleicht sagt sie auch, dass es ihr momentan nicht guttut und deshalb der Kontakt vorübergehend eingeschränkt sein soll. Je offener und ehrlicher miteinander geredet werden kann, desto besser kann eine gemeinsame Vereinbarung getroffen werden, die beide Seiten verstehen und die der Beziehung nicht dauerhaft schadet. Freunde sollten unbedingt Verständnis zeigen, wenn der Kontakt vonseiten der Betroffenen vorübergehend eingeschränkt werden soll, denn es hat nichts mit ihnen persönlich zu tun.

Abschließende Gedanken

Das Thema unerfüllter Kinderwunsch ist ein elementares Thema, das das Leben Betroffener an einen Scheideweg führt, an dem sie selbst entscheiden müssen, wie es weitergeht. Sie werden quasi gezwungen, selbst die Führung in ihrem Leben zu übernehmen. Aus eigener, schmerzlicher Erfahrung kann ich sagen, dass es ein langer Prozess sein kann, das zu akzeptieren. Die Trauer, der Schmerz und die Hilflosigkeit müssen gespürt und ausgehalten werden, bevor sich neue Türen öffnen können. Das kann viel Zeit in Anspruch nehmen und sehr viel Kraft kosten. Wie dieser Weg aussieht, kann individuell sehr unterschiedlich aussehen, da jede/r den für sie/ihn richtigen Weg finden muss. Es gibt nicht „den" einen Weg, der für alle passt. Betroffene sollten sich darüber im Klaren sein, dass mitunter Jahre vergehen können, bis sie an den Punkt der Akzeptanz kommen. Erst dann kann die Neuausrichtung stattfinden, die dem Leben einen neuen Sinn gibt. Wir selbst geben unserem Leben neuen Sinn – es wird niemand anders für uns machen. Deshalb ist die intensive Auseinandersetzung mit dem Thema so wichtig.

Ich habe selbst über die Konfrontation mit vielen Fehlgeburten, Eileiterschwangerschaften und der Nichterfüllung des Kinderwunschs meine eigene Gesundheit gefährdet und schlussendlich eine Depression entwickelt. Mein Leben schien mir sinnlos, wenn sich der Wunsch nach einem Kind nicht erfüllen sollte. Alles in mir war leer und dunkel. Erst als ich mithilfe einer Therapie gelernt habe, meine Situation zu akzeptieren und ihr nicht hilflos ausgeliefert zu sein, kamen langsam wieder neue Perspektiven in mein Leben, die ich vorher nicht sehen konnte.

Der wichtigste und für mich schwierigste Punkt war die Trauer. Ich bin ein kopflastiger Mensch, der strukturiert und analytisch vorgeht, um Probleme zu lösen. Mit Emotionen kann ich nicht immer gut umgehen. Um mögliche Antworten auf meine eigenen Fragen zum Thema zu finden, habe ich meinen Beruf genutzt und viele Menschen, die ich getroffen habe, zu ihrem unerfüllten Kinderwunsch befragt. Da ich für mich selbst schon auf der Suche nach unterstützender Literatur war und nichts für mich Passendes gefunden hatte, überlegte ich, als Medizinjournalistin selbst einen Ratgeber dazu zu schreiben. Heute muss ich zugeben: In Wahrheit hatte ich gehofft, dass die Antwort auf meine Frage, wie ich mit dem unerfüllten Kinderwunsch weiterleben sollte, von anderen beantwortet würde. Ich habe gedacht, dass mir jemand sein Patentrezept verraten würde und ich eine Lösung für meine Verzweiflung finden würde. Das hat natürlich nicht funktioniert.

Ich musste lernen, dass ich selbst die Lösung war. Meine Gefühle, die ich verdrängt hatte und denen ich mit Vernunft und Rationalität begegnen wollte, musste ich in der gesamten Spannbreite fühlen und aushalten. Die Trauer nahm einen großen Raum in meinem Leben ein und ich musste lernen, dass ich den Schmerz, den der unerfüllte Kinderwunsch hervorrief, nicht mit dem Verstand einfach abstellen konnte. Das hat den Verarbeitungsprozess vermutlich stark blockiert und verzögert. Deshalb ist es mir sehr wichtig, allen Menschen, die mit unerfülltem Kinderwunsch konfrontiert sind, zu sagen, dass sie sich Zeit für ihre Gefühle nehmen sollen. Dass es sich lohnt zu trauern und dass es wichtig ist, Mitgefühl für sich selbst und die eigene Situation zu entwickeln. Auch ihr solltet nicht einfach weitermachen und dürft euch eure persönlichen Gefühle zugestehen. Nehmt euch die Zeit, eure Gefühle anzuschauen und euren Weg zu finden, mit ihnen umzugehen. Es gibt ein Licht am Ende des Tunnels und es wird auch wieder besser, wenn der schlimmste Schmerz überwunden ist.

Heute habe ich meinen Frieden mit mir selbst und dem unerfüllten Kinderwunsch geschlossen. An den meisten Tagen komme ich gut damit zurecht, aber auch jetzt gibt es immer noch mal Situationen, die den Schmerz und die Trauer hochholen. Dennoch fühle ich mich wieder stark, weiblich und mit vielen Möglichkeiten für mein

Leben gesegnet. Ich habe mich schließlich sterilisieren lassen, um der mir unendlich scheinenden Schleife aus Trauer und (unbegründeter) Hoffnung zu entgehen. Letztendlich ist es doch so: Jeder Mensch kann irgendwas nicht und ich kann eben keine Kinder bekommen. Dafür kann ich andere Dinge, die wiederum andere Menschen nicht können. Das macht mich nicht zu einer Frau, die weniger wert ist, sondern ist einfach eine Laune der Natur. Ich selbst konnte das bei mir lange nicht so sehen. Das kam nicht von außen und wurde mir nicht suggeriert, sondern steckte tief in mir drin und ich konnte es nur mit Hilfe auflösen.

Mein persönlicher Weg konnte erst weitergehen, als ich das aufgelöst hatte. Ich konnte mein Leben neu ordnen und in neue Bahnen lenken. Tatsächlich hat mein Leben dann eine so positive Wendung genommen, die ich nie für möglich gehalten hätte. Es fühlt sich heute reicher, richtiger und passender für mich an, als ich es mir je hätte erträumen können. Ich habe einen wunderbaren Mann an meiner Seite, den ich liebe, und der mich so liebt, wie ich bin, und der mir außerdem eine wundervolle Bonustochter beschert hat. Zudem habe ich zwei tolle Patenkinder, die ich über alles liebe. Ich habe wieder Ziele und weiß, wer ich bin und was gut für mich ist.

Allen Betroffenen möchte ich sagen: Sorgt gut für euch, passt auf euch auf und seid geduldig mit euch. Jede/r Einzelne wird seinen individuellen Weg finden, mit dem unerfüllten Kinderwunsch umzugehen, und Möglichkeiten sehen, die man, wenn man im tiefsten Schmerz steckt, nicht für möglich hält. Aber das Leben geht weiter und ihr entscheidet, wie.

Hilfen und Adressen

Hier findest du einige ausgewählte Infos zum Thema der ungewollten Kinderlosigkeit. Es sind bewusst nur Adressen genannt, die sich mit dem Thema der dauerhaft ungewollten Kinderlosigkeit beschäftigen und nicht Tipps geben, wie es doch noch klappen kann, schwanger zu werden und ein Kind zu bekommen.

Selbsthilfegruppen

- https://www.wunschkind.de/selbsthilfegruppen/selbsthilfegruppe-finden/ (Hier findet sich eine Liste von Selbsthilfegruppen in ganz Deutschland)
- https://www.nakos.de/ (Nationale Kontakt- und Informationsstelle zur Anregung und Unterstützung von Selbsthilfegruppen; hier kann man nach Selbsthilfegruppen suchen oder auch selbst eine zum Thema anbieten)

Auf Instagram findest du unter folgenden Hashtags Gleichgesinnte

#ungewolltkinderlos
#kiwuistkeintabu
#kiwucommunity
#kinderfreiglücklich
#childlessnotbychoice

Spannende Accounts zum Thema

@christinadiehl.planb_coach
@allesdanurellanicht
@kinderfrei

Hilfreiche Adressen & Kinderwunschberatung

- https://www.wunschkind.de/abschied-vom-kinderwunsch/abschied-vom-kinderwunsch-neuorientierung/ (Verein der Selbsthilfegruppe für Fragen ungewollter Kinderlosigkeit)
- https://www.bkid.de (Deutsche Gesellschaft für Kinderwunschberatung; angeboten werden Informationen und eine Liste zertifizierter BeraterInnen in ganz Deutschland)
- https://hannahs-initiative.de/ (Kirchliche Initiative für ungewollt kinderlose Ehepaare, die Informationen, Veranstaltungen und ein Forum zum Austausch bietet)
- http://www.informationsportal-kinderwunsch.de/startseite/ (Internetangebot des Bundesministeriums für Familie, Senioren, Frauen und Jugend)
- https://www.bmfsfj.de/blob/94130/bc0479bf5f54e5d798720b32f9987bf2/kinderlose-frauen-und-maenner-ungewollte-oder-gewollte-kinderlosigkeit-im-lebenslauf-und-nutzung-von-unterstuetzungsangeboten-studie-data.pdf (Die sozialwissenschaftliche Untersuchung aus dem Jahr 2015 liefert erstmals Daten und Fakten zur Situation von kinderlosen Frauen und Männern aus den unterschiedlichen Milieus sowie zur Bedeutung und den Folgen der Kinderlosigkeit unter den besonderen Aspekten Geschlecht, Alter, Lebensphase, Lebenslauf, Werteorientierung, Lebensstile, Partnerschaft und soziales Umfeld)
- https://www.mkp-deutschland.de/ (ManKindProject ist ein Verein von Männern, die ihre Männlichkeit neu definieren möchten; bieten Gesprächskreise und Seminare)
- http://womanwithingermany.de/ (Woman Within Germany e. V. bietet Seminare und Workshops für Frauen zur Persönlichkeitsentwicklung und Entfaltung ihres vollen Potenzials an)

Podcasts, Blogs & Coaching

- https://praxis-appia.de/ (Katharina Appia ist Coach, unter anderem bei Kinderwunsch, und bietet einen Podcast „Alles da, nur Ella nicht. (Über) Leben ohne Kind“ zum Thema an)
- https://zukunftsglueck.de/unsere-angebote/ (Coaching, Seminare, Blog und „Zukunftsglück Unerfüllter-Kinderwunsch-Podcast“ von Romy und Dr. Alexander Leberling)

- https://www.elaineok.com/ (Blog von Elaine nach dem Abschied vom Kinderwunsch)
- http://www.vaterwunsch.de/ (Blog von Helge, der ungewollt kinderlos ist)
- https://deinen-eigenen-weg.jimdofree.com/blog/ (Blog von Nina, die mit 35 Jahren in den vorzeitigen Wechseljahren war und deshalb kinderlos ist)
- https://kinderfreilos.ch (Blog der Schweizerin Regula Simon, in der sie mit OK-Frauen alle kinderlosen Frauen vereinigt; bietet außerdem Coaching und Workshops zum Umgang mit dem unerfüllten Kinderwunsch)
- https://www.kindersehnsucht.de/ (Franziska Ferber bietet Onlinecoaching und einen Blog zum Umgang mit dem unerfüllten Kinderwunsch an)
- http://www.iris-enchelmaier.de (Iris Enchelmaier ist Dipl.-Sozialpädagogin und bietet Einzel- und Paarberatung an sowie Seminare)

Englischsprachige Infoseiten, Blogs & Podcasts

- https://childlessnotbychoice.net/ (Civilla M. Morgan betreibt eine umfangreiche Infoseite zum Thema und bietet zudem einen Podcast)
- https://www.thenotmom.com/ (Karen Malone Wright hat diese Seite gegründet, um sich mit anderen kinderlosen Frauen, unabhängig davon, ob gewollt oder ungewollt, zu verbinden; interessanter Blog, der kinderlose Frauen stärkt)
- http://notsomommy.com/ (Brandi Lytle betreibt diesen Blog unter dem Motto „Living this imperfectly perfect life.")
- https://worldchildlessweek.net/home (Infos und Aktionen zur jährlichen weltweiten Woche der Kinderlosen; Artikel und Infos in Englisch und Spanisch)
- http://www.empoweringhealth.clinic/empowering-the-childless/ (Blog von Anne Baratt, einer ungewollt kinderlosen Frau mit vielen Infos; bietet auch Onlinecoaching)

Sonst noch lesenswerte Artikel online

- https://aksana-rasch.de/blog/abschied-vom-kinderwunsch/
- https://www.kindeshalb.de/abschied-vom-kinderwunsch/
- https://www.wegweiser-kinderwunsch.de/aktion-1von7-kinderwunsch-bauch/
- https://editionf.com/ungewollt-kinderlos-und-trotzdem-gluecklich-ja-und-frauen-wie-ihr-habt-mir-dabei-geholfen/

Danke!

Dieses Buch zu schreiben, hat mich viel Kraft gekostet, da mich das Thema persönlich betrifft. Diese Kraft ist einerseits in mir, wie ich heute weiß, aber es gab auch viele Menschen in meinem Umfeld, die mir Kraft gegeben haben, wenn ich nicht genug hatte. Deshalb möchte ich allen Menschen, die mich unterstützt und bestärkt haben, danken.

Ich danke meinem Herzensmann Bernd und meiner Bonustochter Luisa, die immer an mich glauben und mich unterstützen und mit denen ich viele Gedanken für dieses Buch durchspielen konnte. Ich danke Frau Regina Henn für die fachkundliche Unterstützung bei der Verarbeitung meines eigenen unerfüllten Kinderwunschs, der mir lange das Leben schwer gemacht hat. Außerdem danke ich allen Frauen und Männern, die offen mit mir über ihre Gefühle gesprochen haben und mich darin bestärkt haben, dass es wichtig ist, dieses Buch zu schreiben. Danke auch an Silvia und Barbara, die sich meine noch nicht zu Papier gebrachten Gedanken immer geduldig angehört und mich immer wieder ermutigt haben, weiterzumachen, wenn ich selbst gezweifelt habe.